松平 浩

一回3秒 これだけ体操

腰痛は「動かして」治しなさい

講談社＋α《プラスアルファ》新書

プロローグ：腰痛治療の常識が大きく変わった

「安静」で腰痛はよくならない

読者の皆さんは、「腰痛になったら安静がいちばん」「できるだけ腰を動かさずに過ごすこと」と思っていませんか？

しかし、ほとんどの腰痛にとって「安静は百害あって一利なし」です。

近年、腰痛の研究が飛躍的に進み、腰痛に対する考え方や治療法が大きな転換期を迎えています。骨折やがん、感染症などの明らかな病気が原因の腰痛は別として、痛くてつらいぎっくり腰になったとしても、ベッドなどで横になるのは長くても2日間まで。過去の複数の研究結果を基に、西欧諸国の多くの腰痛診療ガイドラインには「2日を超えるベッド上での安静は指示すべきでない」との記載があります。加えて、不安を抱えている患者さんに対し「不安をあおらず安心感を与える」ことが治療としてたいへん重要であるとしています。

具体的に言いますと、ぎっくり腰の発症後、痛みがきつくても、直後からでも少しずつ、動かせる範囲で体を動かしてよいのです。

痛み止めの薬を短期間きちんと使いつつ、この間も無理のない範囲でできることはしていただき、可能なら普段通りに仕事をしたほうがよいのです。傷口が治ると痛みが消えるように、腰痛も次第におさまります。この間、長くても3ヵ月以内とされています。つまり、腰痛は適切に対処すれば、本来、だらだらと長引くことはないのです。

しかしながら、3ヵ月を過ぎた後も痛みがすっきりせず、いつの間にか腰痛が慢性化してしまっている方も多いと思います。そのような場合も、硬くなってしまった体を積極的に動かすことで痛みが改善し、腰痛がよくなることがわかっています。

このことを紹介したテレビ番組が、2015年7月12日に放映された『NHKスペシャル「腰痛・治療革命〜見えてきた痛みのメカニズム」』です。この番組には私も出演させていただいたのですが、放映直後から大きな反響がありました。番組では、腰痛の方にも取り組みやすい運動として、私が考案したとてもシンプルな腰痛の治療、予防法である「これだけ体操」の効果を実証する試みも行われました。

オンエアの後には、長引く腰痛でお悩みの方たちから、「自転車に乗れるようになった」「腰ベルトがいらなくなった」など、多くの喜びの声を聞くことができました。このように、腰痛を悪化させないためには、発症直後の対応がまず大切ですが、いわゆる「腰痛持ち」の方も、けっして諦めることはありません。

長引く腰痛の人が減らないわけ

急性腰痛は本来、３ヵ月以内におさまるはずであるのに、実際には長引いてしまう方が多い理由はなんだと思いますか？　実は大きな理由の一つが、「痛みに対する不安、恐怖」です。

長引く腰痛の引き金としては、西欧では「魔女の一撃」とも呼ばれる「ぎっくり腰」の激痛が有名です。

あのような痛みを経験すると、腰を動かすことが怖くなってしまい、心配しすぎるあまりに、「これ以上、悪化させてはたいへん」と、腰をかばうようにしてしまいます。こうした心の状態、そして腰をかばう行動は、まさに腰痛に対する不安、恐怖の気持ちの表れです。

痛みに対する不安と恐怖があると、腰痛に過度な警戒心を抱き、必要以上に腰を大事にしすぎてしまいます。安静のしすぎも、こうしたことから生まれると考えられています。

もちろん、重いものを持つときの姿勢が腰に負担をかけることなど、腰椎《ようつい》への物理的な問題が腰痛に関連していることは、これまで言われてきた通りです。しかし、先ほど述べたように、最近では、長引く腰痛の背景に、心理的問題、さらには「脳機能」の問題がかかわっていることがわかってきたのです。

「腰痛」と「脳」といっても、場所も離れていてピンとこないかもしれませんが、実は、脳からつながっている脊髄《せきずい》からは全身に神経がめぐっており、この神経を介《かい》して、体と脳の間にはさまざまな信号が行き来しています。体のどこかを打撲したり傷つけたり、また、内臓に異変があったりすると、その信号が脳に伝わり、それによって私たちは「痛みや不快感」を感じるのです。

一方、私たちの脳には、痛みを感じたときにその痛みをやわらげる脳内物質を分泌する仕組みが備わっています。ひどいケガをしても、瞬時に痛みを抑える物質が出ると言われています。さらには、脳と連動し、脊髄でも痛みをやわらげる機能が働きます。

最新の腰痛の研究では、「痛みが怖い」「またぎっくり腰になったらどうしよう」という不安や恐怖感が強まると、脳機能に不具合が生じ、痛みを抑えるシステムが破綻《はたん》してしまう可能性が指摘されています。

脳の痛みをやわらげる機能が正常に働いていれば、本来ならば腰の傷や炎症がおさまると同時に痛みも終結するはずです。ところが、脳の機能に不具合があると、傷や炎症がおさまった後も痛みが持続してしまいます。この「脳機能の不具合」こそが、長引く腰痛の大きな要因とも考えられるのです。

この腰痛に対する「不安と恐怖」を解消し、脳の機能を回復させるきっかけとなる方法が、先ほど申し上げた「これだけ体操」というわけです。

多くの人が腰の痛みに悩んでいる

私は長い間、前職である労働者健康福祉機構関東労災病院勤労者筋・骨格系疾患研究センター時代を含め、勤労者の腰痛対策に関わる研究と普及・啓発活動を行ってきました。

現在私が所属する東京大学22世紀医療センター運動器疼痛メディカルリサーチ&マネジメント講座は、２０１４年４月に誕生した新しい講座です。ちょっと長くて難しい名前ですが、簡単に言うと、腰痛や肩こり、関節痛に関わるさまざまな研究を行うとともに、その対処法の啓発にも積極的に取り組んでいる講座です。

ちなみに、研究室にはバランスボールや美しく良い姿勢で座ることを練習するためのイスがあり、スタッフたちは、仕事中もこれらを上手に利用しつつ、パソコンに向かう時間が続いたら、「これだけ体操」を1回だけ行うようにしています。

重い腰痛をいかに予防し、減らしていくかは、多くの企業での切実な問題となっています。特に労働現場においては、勤労者のQOL（生活の質）を大きく損なってしまいます。軽い病気ととらえられがちですが、4人に1人が、腰痛で仕事を含む社会活動を休んだ経験を持つといった、私たちの大規模な調査に基づくデータがあります。また、最近の分析結果では、慢性の腰痛があると、プレゼンティズムという、出勤していても頭や体が働かない状態に陥りやすいことがわかっています。

後ほど詳しくお話ししますが、日常的に生じやすい腰痛の主な原因には、姿勢の悪さなどによる「腰自体の不具合」と、前述した腰痛に対する不安や恐怖がもたらす「脳機能の不具合」という要因の2つがあります。

「腰自体の不具合」については、重いものを持つときの姿勢などを工夫することで一定の効果が得られますが、それだけではよくならない方も多く、その後、国内外の研究者たちが腰痛の正体と効果的な対処法を探り続けている現状であり、私もその一人です。

治療としては、適切に薬を使うこともちろん大切なのですが、近年、治療としても予防としても「正しい知識の教育と運動や体操のコンビネーション」が重要であることが指摘されています。そのようななか、「腰自体の不具合」に対しても「脳機能の不具合」に対しても効果をもたらしうる「教育」と「体操」を組み合わせた最もシンプルな手段として、「これだけ体操」を展開するに至りました。

前述の『ＮＨＫスペシャル』では、３ヵ月以上長引く腰痛に悩んでいる１７５人の方々を対象に、不安と恐怖を克服する映像プログラムを体験していただき、「３秒これだけ体操」にも取り組んでもらった結果、大きな成果が得られました。この番組は視聴者からの反響が大きく、繰り返し再放送されましたので、ご覧になった方も多いのではないでしょうか。

その後、ＮＨＫ Ｅテレの『団塊スタイル』や『チョイス@病気になったとき』でも、「これだけ体操」で笑顔が戻った患者さんが紹介され、これらの番組も大きな反響を呼び、『ＮＨＫスペシャル』同様、アンコール放送されました。同じくＥテレの『まる得マガジン』でも、くわばたりえさんと一緒に紹介しました。

病院をはじめ、医療の現場からも反響があり、私は、もっともっと腰痛の正しい知識と対処法を伝えていこうと思うようになりました。本書執筆もそうした一環であり、テレビでは伝えきれなかったこともたくさん盛り込んだ内容となっています。

本書の構成を簡単にご紹介しておきましょう。

第1章で、「安静のしすぎはよくない」といった腰痛治療の新常識を解説します。

続く第2章では、長引く腰痛の引き金となっている「脳のメカニズム」を紹介していきます。少し専門的な内容も含まれますので、もし難しそうだとお感じでしたら、先に第3章をご覧になっていただいても結構です。いずれにしても、痛みの効果的な解消法のヒントが多く含まれていますので頑張って読み進めてみてください。

第3章では、本書のハイライトとも言える「これだけ体操」の意義と正しいフォームを解説しています。そのほか、腰痛に効果的な体操をいくつか紹介しています。「これだけ体操」だけでなく、「腰痛借金」「ハリ胸&プリけつ」「エース（ACE）をねらえ！」といった新たなキーワードも登場しますので、楽しみに読み進めてみてください。

第4章は、体操以外での腰痛改善法の紹介です。具体的には、自分でできるストレス対処法についてです。最近話題の「認知行動療法」についても紹介します。

最後の第5章では、知っておきたい骨粗鬆症《こつそしょうしょう》、腰椎椎間板《ようついついかんばん》ヘルニア、脊柱管狭窄症《せきちゅうかんきょうさくしょう》、さらには、稀《まれ》ではあるものの命にかかわる腰痛の原因について解説します。

今なお、腰痛への正しい対策を知らないまま、つらさを抱えている方がたくさんいらっしやいます。本書を読んでくださった方が、一人でも多く、腰痛から解放され、笑顔に溢れる人生を送れるよう心から願っています。

2016年7月

松平　浩《こう》

目次

プロローグ：腰痛治療の常識が大きく変わった

第1章 腰痛治療の新常識

第2章 脳が原因となって起こる腰痛とは

第4章　自分でできる「脳機能の不具合」への対処法

第5章　特異的腰痛への対処法

編集協力／狩生聖子

第1章　腰痛治療の新常識

『NHKスペシャル』での検証

「腰痛は心配しすぎると、よくならない」

「痛みがあっても、動いたほうが回復は早い」

こうした腰痛の新常識が広く知られるようになったきっかけの一つは、2015年7月12日に放映され、私も出演した『NHKスペシャル「腰痛・治療革命～見えてきた痛みのメカニズム～」』です。その後、同じように腰痛の対策を紹介する番組が同じNHK関連で複数回、放映されましたので、番組で私を見たという読者の方もいらっしゃるかもしれません。

『NHKスペシャル』はもちろん人気番組ですが、この回は、なかでも同年の「もう一度見たいランキング」の第1位を獲得しました。また、放映直後からも大きな反響があったと聞きました。

ご覧になっていない方もいらっしゃるでしょうから、番組の内容を簡単におさらいしておきましょう。

番組の冒頭では、20年以上もの間、腰痛に悩まされてきたという俳優の笹野《ささの》高史《たかし》さんがナビゲーターを務められました。腰の痛みが発症したら仕事で周囲に迷惑をかけてしまうと、常々不安に感じているという笹野さんが、腰痛の世界的権威である福島県立医科大学理事長兼学長の菊池臣一《しんいち》先生から腰痛の新常識を学んでいくことで、恐怖感から解放され、最終的には積極的に腰痛対策に取り組んでいこうという前向きな態度になった様子が描かれます。

笹野さんが前向きになられた情報の一つが、カナダにあるマギル大学の研究の様子と成果です。番組では、腰痛の原因が脳から来ているという可能性を紹介しています。

この大学の研究では、慢性腰痛の人は脳の「左ＤＬＰＦＣ」という部分の体積が、健康な人に比べ減っており、活動が衰えているという結果が得られています。また、その減り方は、痛みが強く長引く人ほど著《いちじる》しかったという内容です。

この脳と腰痛とのかかわりについては、本書でも第2章で詳しく紹介します。

腰痛に対する恐怖や不安が強いと、腰の組織の炎症はおさまっているにもかかわらず、腰が痛んだり、不快感が続いてしまうリスクが高まることが明らかになってきています。

そして私は、『ＮＨＫスペシャル』のディレクターをはじめスタッフと協力し、3ヵ月以上長引いている腰痛に悩む１７５人の方々を対象に、本邦初のメディアを活用した「腰痛改善作戦」を行いました。

映像を観るだけで腰痛が治った

この作戦は、プロローグで申し上げた「腰痛の新常識」に基づいて、腰痛の患者さんに「安静にしすぎないこと」や「心配しすぎてはいけないこと」を理解してもらうのを第一の目的としました。腰痛に悩み、安静にしすぎているであろう方々に、こうした腰痛の正しい知識とその対策について、NHKと私たち専門家で制作した映像を観ていただき、腰痛に対する考え方、行動を変えてもらおうというものです。

映像は5本あり、それぞれが約1分間で構成されています。どれでも好きなものを一日、何回でも観てよく、これを10日間続けてもらいます。その結果、なんと参加者の約4割の方に腰痛の改善が見られたのです。

それぞれの映像の内容を簡単に説明しておきましょう。

1本目の「あなたの腰痛の常識　○か×か？」という映像では、NHKの番組『ためしてガッテン』でおなじみの小野文恵アナウンサーが登場し、ためしてガッテン方式で、視聴者（参加者）に以下の「常識」が正しいか間違っているかを問いかけます。

「ぎっくり腰は、痛みが取れるまで安静にしたほうがよい」

「ヘルニアがあるので、腰痛とは一生のつきあいだ」

「腰が痛いときは、常にコルセットをしたほうがよい」

「腰痛はすべて、腰の異常が原因で起こる」

実は、これらはすべて「×」であり、「あなたの腰痛の『常識』は、今や『非常識』」と断言。最後に「腰痛は怖くない！」という本番組のキャッチコピーで締めくくっています。

残りの4本の映像は、整形外科医からのメッセージです。

2本目の「骨に異常があっても大丈夫？」というタイトルの映像には、椎間板ヘルニアをはじめとする腰痛治療の専門家で、腰の内視鏡手術の第一人者でもある稲波《いななみ》脊椎・関節病院院長の稲波弘彦先生が登場します。稲波先生は「レントゲンなどで骨の変形があると言われても、心配する必要はありません。歳をとれば、それが当たり前」「60代以上の9割には骨の変形が見られます」といったメッセージを送られています。さらに、画像診断の結果を心配しすぎて体を動かさないことは腰痛を悪化させる可能性があるということにも触れ、「痛みを恐れず、体を動かしましょう」と発言されています。

3本目の「腰痛に手術は必要ない？」の映像では、椎間板ヘルニアの手術について触れています。「椎間板ヘルニアは手術をしないと治らない」と思っている人が多いが、それは誤りである。また、時間が経てば自然にヘルニアがなくなる場合が少なくない。心配する必要はないし、やはり、最後には「動くことがいちばんの薬」と視聴者にメッセージが送られています。

4本目の「腰痛には運動が必要？」という映像には私が出演しました。ここでは、腰痛によい運動は、無理なく手軽に続けられることが大切であるというメッセージとともに、「これだけ体操」を紹介しています。

最後の映像「介護施設で驚異の効果！ たった3秒の習慣が切り札」では、腰の負担が大きく、腰痛による休職が多い職場として社会問題にさえなることの多い、介護施設の映像が登場します。

普段の歩行にも支障をきたすほどだった方や、腰ベルトが手放せず、整体に通っていたという介護士さんが「これだけ体操」を続けながら腰痛から徐々に解放されたという体験談が紹介されました。

この映像に登場している介護施設は、以前より「これだけ体操」を取り入れてくださっているところで、現在ではこうした取り組みによって、腰痛に悩んでいる職員はごく少数になっているとのことです。

映像を観ただけで慢性腰痛の方のうち約4割が改善した理由は、映像で得た正しい知識によって、不安や恐怖を克服し、脳機能の不具合がよくなり、痛みを改善するメカニズムが活発になってきた結果と考えられます。この点についても後ほど詳しく説明していきます。

「3秒これだけ体操」でさらに改善

『NHKスペシャル「腰痛・治療革命」』のお話の続きです。

このように、映像を観ただけでも約4割（68人）の方の症状が改善されたわけですが、それだけでは十分な効果が得られなかった残りの約6割（107人）についても、これを改善するための試みは続けられました。

効果が得られなかった方たちのなかから、あらためて参加者を募《つの》り、そのうちの70人の方に、本書の第3章で紹介する「これだけ体操」の実践を、同じく映像を使って促《うなが》しました。その結果、32人の腰痛が改善しました。つまり、最初の映像でよくなった人と合わせると、当初の175人中100人（57％）と、6割近い方に効果が得られたのです。

すでに、多くの介護現場や職場でこの体操を取り入れていただいていましたので、私はこの結果をある程度予想はしていましたが、メディアとのコラボレーションにより好結果を得たことは、大きな意味があったと感じています。

『ＮＨＫスペシャル』本編では、私が介護施設の職員の方たちにこの体操を指導するシーンもありました。職員の方のうち、お二人が比較的重い腰痛でした。そのうちのお一人（男性）は常にコルセットをつけています。もう一人の女性は看護師さんで、病院で腰の骨の形成不全すべり症と診断され、慢性腰痛と足のしびれに悩まされています。

しかし、「これだけ体操」を始めて、男性の職員は日を追うごとに徐々に体を反《そ》らすことができるようになり、２週間後には常用していたコルセットを外し、現場での仕事もスムーズにこなせるようになっていました。女性の看護師さんのほうも、腰痛のみならず、足のしびれまで改善したと喜びを表現し、怖がらずに腰振りダンスをしています。

介護施設は、高齢の方や体の不自由な方を抱える姿勢を日常的に行うため、職員に腰痛持ちの方の割合がたいへん大きい職場です。私はこの状況を改善するために、ＮＨＫの番組に登場した施設のほかにも、さまざまな職場において「3秒これだけ体操」を紹介し続けています。

多くの腰痛の原因は？？？

さて、冒頭から繰り返し腰痛、腰痛と言ってきましたが、「腰痛」とひと口にいっても、実はさまざまなタイプがあるのです。タイプによっては対処法も大きく異なってきますので、まずはわかりやすく整理していきたいと思います。

腰痛は大きく2種類に分けられるというのが、現在の世界的な考え方です。

一つは、診察や画像診断によって原因が特定できる腰痛です。専門的には「特異的《とくいてき》腰痛」と呼ばれています。

いわゆる坐骨《ざこつ》神経痛をともなう椎間板ヘルニアや腰部脊柱管狭窄症《ようぶせきちゅうかんきょうさくしょう》、脊椎《せきつい》の骨折、強《きょう》直性《ちょくせい》脊椎炎に代表される脊椎の慢性炎症、脊椎に細菌が感染したことによって起こる腰痛、がんの転移をはじめとする脊椎の腫瘍《しゅよう》などで起こる腰痛がこれにあてはまります。

このほか、急性大動脈解離など循環器の病気や、尿路結石《にょうろけっせき》など泌尿器の病気、子宮内膜《しきゅうないまく》症《しょう》など婦人科系の病気などでも腰痛が起こることがあります。原因がはっきりしているという点では、これらも特異的腰痛に含まれます。

一方で、こうしたものを除いた、つまり「原因となる明確な病気がない腰痛」は「非特異《ひとくい》的《てき》腰痛」と呼ばれています。本書でお話ししている長引く腰痛や、その引き金となるぎっくり腰も、この非特異的腰痛の代表的な例と言えます。

非特異的腰痛の多くは、椎間板や腰の関節のちょっとしたズレや傷、これにともなう炎症や背筋の血流不足によって起こる痛みと考えられています。ただし、現在通常行われる画像検査では、こうした細かな異常まではなかなか見つけることができません。

確かに、MRIなど画像技術の進歩によって、背中や腰の骨、椎間板や筋肉の細部まで、ある程度見ることができるようになりました。しかし、「画像で得られる異常＝腰痛の原因」と言い切ることが難しいケースが実のところほとんどなのです。

ぎっくり腰や慢性腰痛に代表される非特異的腰痛が「非特異的」とされてしまう所以《ゆえん》はここにあります。非特異的とは、心配する必要のある明らかな病気はないものの、相手の正体が「よくわからない」ことなのですから。

しかし、安心していただきたいのは、非特異的腰痛は信号でいえば「青」。「放置しておくと悪化する」とか、「体にとってよくないことが起こる」といった問題が将来生じる可能性は基本的にはないという意味でもあります。通常なら遅くとも3ヵ月以内によくなるはずなのです。

こうした、本来なら短期間で治るはずの非特異的腰痛が発症から3ヵ月を過ぎてもよくならない場合、「脳機能の不具合」から痛みが長引いている可能性があります。この「脳機能

腰痛の原因

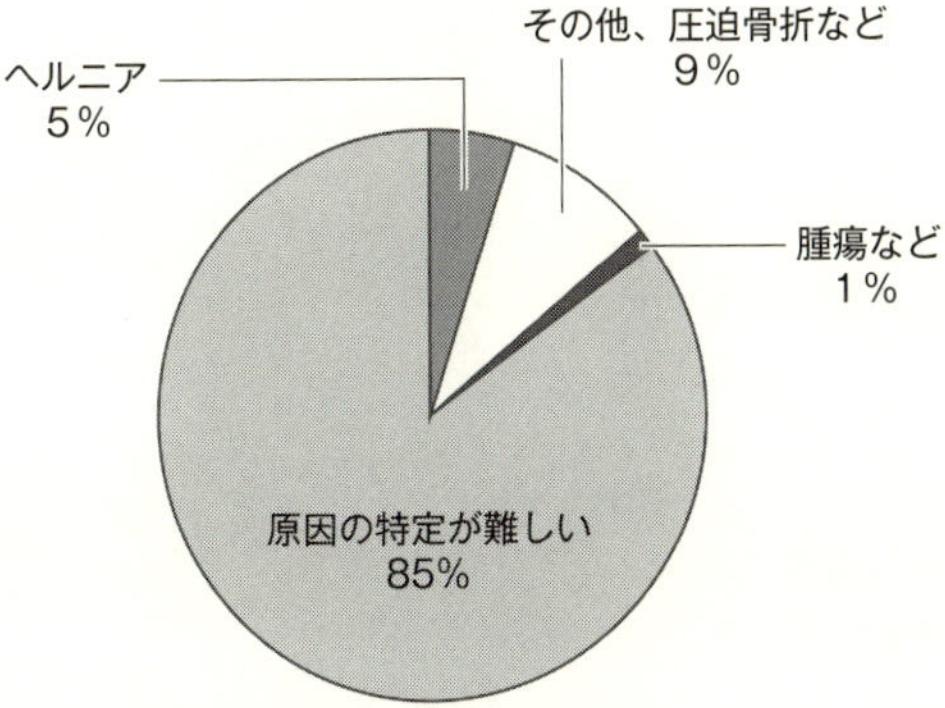

原因が特定できる腰痛はごくわずか

出典：Deyo RA,et al. JAMA 268,760-765,1992
Deyo RA,Weistein JN.N Engl J Med 344,363-370,2001

の不具合」については、第2章で詳しく解説します。

なお、非特異的腰痛には、先ほど挙げたぎっくり腰などのほかに、腰椎すべり症や変形性腰椎症、腰椎椎間板症、腰椎椎間板ヘルニアなどと、画像所見を優先して診断されている、慢性的な、あるいは再発を繰り返す腰痛も少なからず含まれている可能性があります。

こうした病名がつく場合、画像診断では骨の変形やズレ、ちょっとした椎間板ヘルニア像が見つかっていることが多いのですが、こうした画像診断が「腰痛自体」と直接関連することが多いというわけではありません。そのほとんどは、あくまで加齢による「変化」であり、画像診断の結果に振り回されるのはとても損なことです。一定の年齢を超えれば多くの人に見つかる、たとえれば「白髪」や「シワ」のようなものと考えてください。ちなみに腰痛がない人でも40代で約6割、60歳以上になると約9割に、ヘルニア像を含む椎間板の異常が見られるという有名な論文があります。

もちろん、こうしたことは整形外科医に聞けばちゃんと答えてくれるはずなのですが、限られた診察時間のなかで、すべてをわかりやすくていねいに説明することがなかなか難しいという実情があるようです。画像を見た医師から、「あなたの椎間板はすごく減って、つぶれているね」「骨の変形が強いね」「ズレがあるね」などと指摘されて、心配になった経験をお持ちの方もおられるでしょう。

こうした発言や説明不足によるボタンのかけ違いが原因で、腰痛に対する誤解がなかなか解消されないことは大きな課題であり、今後工夫していくことが私たち医師側に求められています。

なお、本書の腰痛対処法はこの非特異的腰痛に分類される方々が主な対象になりますが、特異的腰痛についても、代表的な疾患と対処法を第5章で触れています。あなたの腰痛が特異的腰痛の可能性があるかどうかをチェックするリストを157ページに紹介していますので参考にしてください。

画像検査を受ける意味はないのか？

目に見える画像の異常（変化）ばかりを気にしてしまう、言い換えれば注意を向けすぎてしまうと、腰痛に対するネガティブなイメージが強くなり、痛みに対する不安や恐怖がますます強くなります。後で詳しくお話ししますが、思考がネガティブになるとそのストレスが脳に影響し、腰の痛みを増幅させる原因となります。また、痛みに対する不安や恐怖が強くなると、日常生活において、何かというと「腰痛があるから」と体を動かさなくなるなど、活動性が低下してしまいます。

欧米では、画像で見つかる異常が腰痛と強く関連しているとは言えないにもかかわらず、医師が「骨が減っていますね」「変形していますね」などと説明し、患者さんに「私の腰痛は治らないのだ」といった不安を抱かせてしまうことはよくないと、早くから研究結果（科学的根拠）をベースに指摘されてきました。

画像検査の意義も見直されました。西欧の診療ガイドライン（治療指針）では、かなり以前より、非特異的腰痛である可能性が高い場合に画像検査を積極的に行うことに疑問が呈されてきました。近年の日本の腰痛診療ガイドラインにも、原因の明らかな特異的腰痛などにはMRI検査を推奨する一方、「非特異的腰痛にはX線検査を実施することは推奨しない」とし、世界の流れを汲んだ内容が記載されました。

ただし、私は、腰痛持ちの方は、やはり一度、画像検査を受けていただいたほうがよいと考えています。なぜなら、稀《まれ》ではありますが、骨折や腫瘍（がん）によって起こった腰痛が潜《ひそ》んでいる場合があるからです。こうした腰痛は、見逃してしまうと場合によっては命にもかかわりますので、画像診断を疎《おろそ》かにするわけにはいきません。

さらに、このような重大な問題や病気がないとわかれば、安心して腰痛に対するセルフケアに取り組んでいただくことができるでしょう。

また、MRIのSTIRという撮影法での検査はお勧めです。軽微なけがや炎症の有無が簡単にチェックでき腰痛の原因を早期に見極めるのに役立つことがあるからです。

通常なら3ヵ月以内によくなる？

実際には、腰痛歴10年以上という方も珍しくありませんから、「発症後、3ヵ月以内によくなる」と聞くと、驚きや疑問を感じられる方もいるでしょう。ただし、繰り返し指摘している通り、「不安や恐怖から腰を過度にかばわなければ」という条件がつきます。

急性の非特異的腰痛に分類される、いわゆる「ぎっくり腰」を例に説明していきましょう。

ご存じのように、ぎっくり腰が起こるきっかけは、重い荷物を持ち上げたりするときだけに限りません。くしゃみ、咳《せき》などをした拍子に、「瞬間的に猫背になり、腰に強い負荷がかかる」場合はかなり危険ですし、うがいや床に落ちているものを拾う際に、上体を急にかがめたり倒したりするのも要注意です。

このようなとき、椎間板（髄核《ずいかく》：後述）や関節のごく軽いズレと炎症、あるいは筋膜の傷や炎症、そして筋肉の硬直が起こり、痛みを感じている可能性が高いことは前述しました。いわば、腰の不具合による目には見えにくい物理的な、もしくは炎症による痛みです。

西欧では「魔女の一撃」とも呼ばれるほどの激痛を起こす典型的な「ぎっくり腰」では、「髄核のズレ・炎症」に加え、二次的な筋肉の硬直が起こっていると考えられます。

体を支え、首や背中、腰を曲げるための芯《しん》となっている骨が「背骨」です。この背骨は、多くの小さな骨（椎骨《ついこつ》）が、椎間板を挟んで互いにつながれているものと考えてください。

椎骨に挟まれた椎間板は、よく「クッションの役割をしている」とたとえられるように、骨と比べ軟らかい組織です。専門的に言うと、軟骨組織の集まりで、中心にあるのが水分の多いゼラチン状の髄核であり、その周囲を、コラーゲンを含んだ線維輪《せんいりん》という硬めの組織が囲んでいます。

この、中央にある髄核がちょっとした姿勢の変化で簡単に移動する（ズレる）と考えられています。

荷物を持ち上げるときなどで、無防備に前かがみになる瞬間、椎間板を圧縮する大きな力がかかり、それにともなって髄核が後ろのほうに移動し、周囲の線維輪が傷つけられ炎症が起こっている状態が典型的なぎっくり腰だと考えてください。

しかし、これは外傷で言えば、軽い捻挫くらいのものと考えてよく、通常3ヵ月以内には自然治癒するはずです。そうした意味で「心配のない腰痛」というわけです。

なお、「(髄核は簡単に移動すると）考えられている」という表現をしたのにはわけがあります。先ほども触れましたが、こうした髄核のズレを、通常行われるレントゲンやMRIの画像で正確に把握することは難しいからです。患者さんには「ここが原因で腰痛が起こっているのですよ」という明確な答えがなかなか出せずにいるのですが、このような事情があるわけですので、どうか心配しないでいただきたいと思います。

ちなみに髄核のズレが大きくなり、神経根《しんけいこん》や、神経の束《たば》である馬尾《ばび》（44ページのコラム参照）を刺激することで、下半身の痛みやしびれ（坐骨神経痛）などが起こるものが腰椎椎間板ヘルニアです。髄核が飛び出た状態であるヘルニアと、下半身の痛み・しびれの原因となる神経の関係はＭＲＩで確認することが簡単であり、特異的腰痛に分類されています。

さて、ぎっくり腰に話を戻しましょう。

ぎっくり腰は発症当初の痛みこそ激しいものの、時間とともに痛みはやわらぎます。原因が椎間板の外側を囲む線維輪や、腰の関節周囲の組織の傷にともなうちょっとした炎症というケースが多いので、切り傷や擦《す》り傷と同じように、組織の炎症がおさまれば、やがて痛みはなくなります。長くとも3ヵ月以内には治癒するのが一般的です。

ところが、現実には3ヵ月を過ぎてもよくならなかったり、再発を繰り返したりという方が多いのはなぜでしょうか。もうおわかりですね。その大きな要因が、「不安や恐怖から腰を過保護にすること」なのです。

背骨（脊柱）の構造

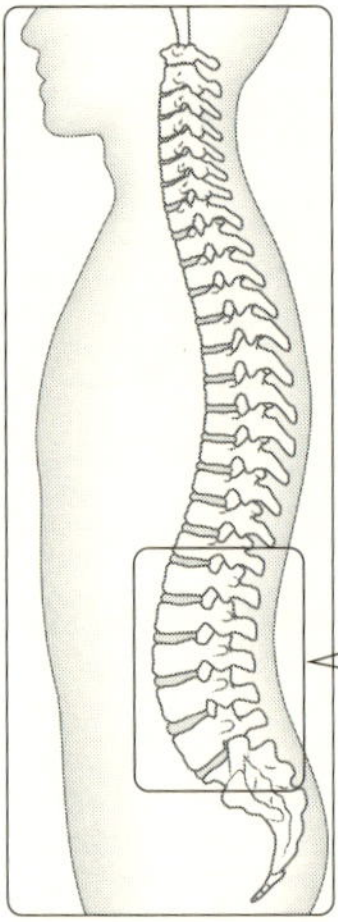

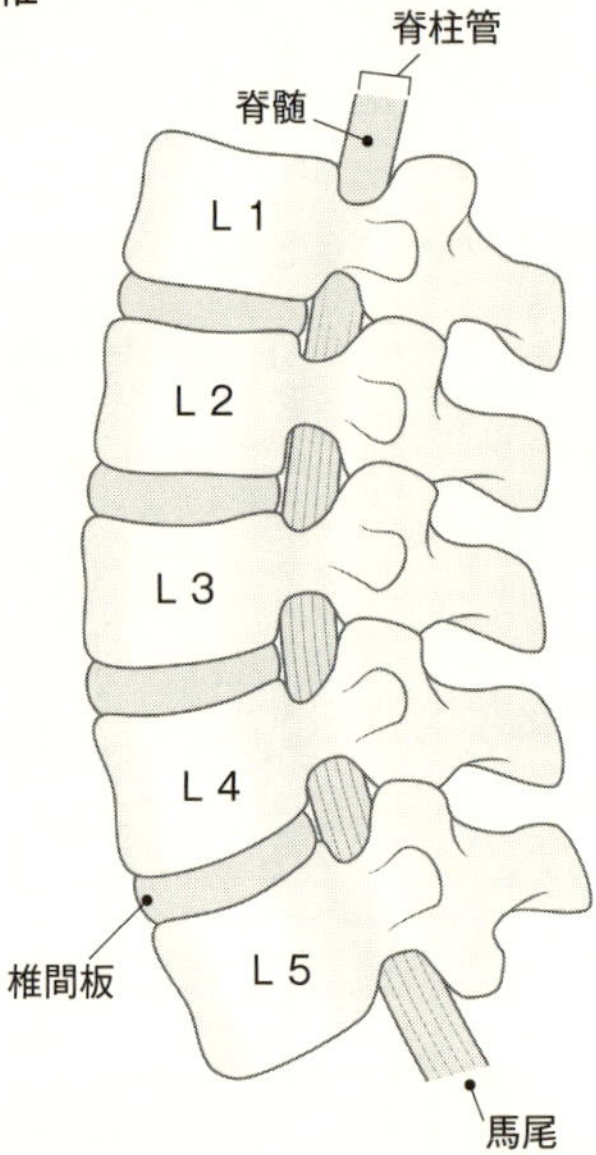

背骨の腰の部分には、
上からＬ１～Ｌ５の５つの椎骨がある

脊柱管の中を脊髄が通っており、脊髄は腰部から下は馬尾という神経の束になる

椎間板の構造

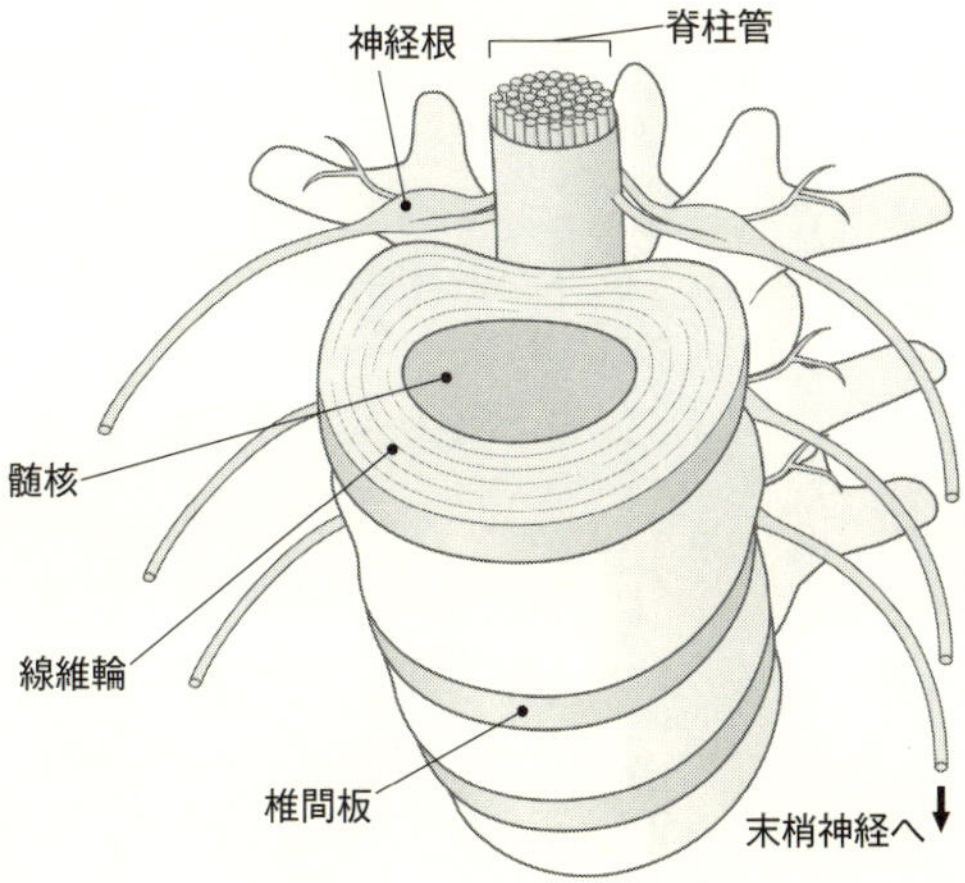
神経根
脊柱管
髄核
線維輪
椎間板
末梢神経へ

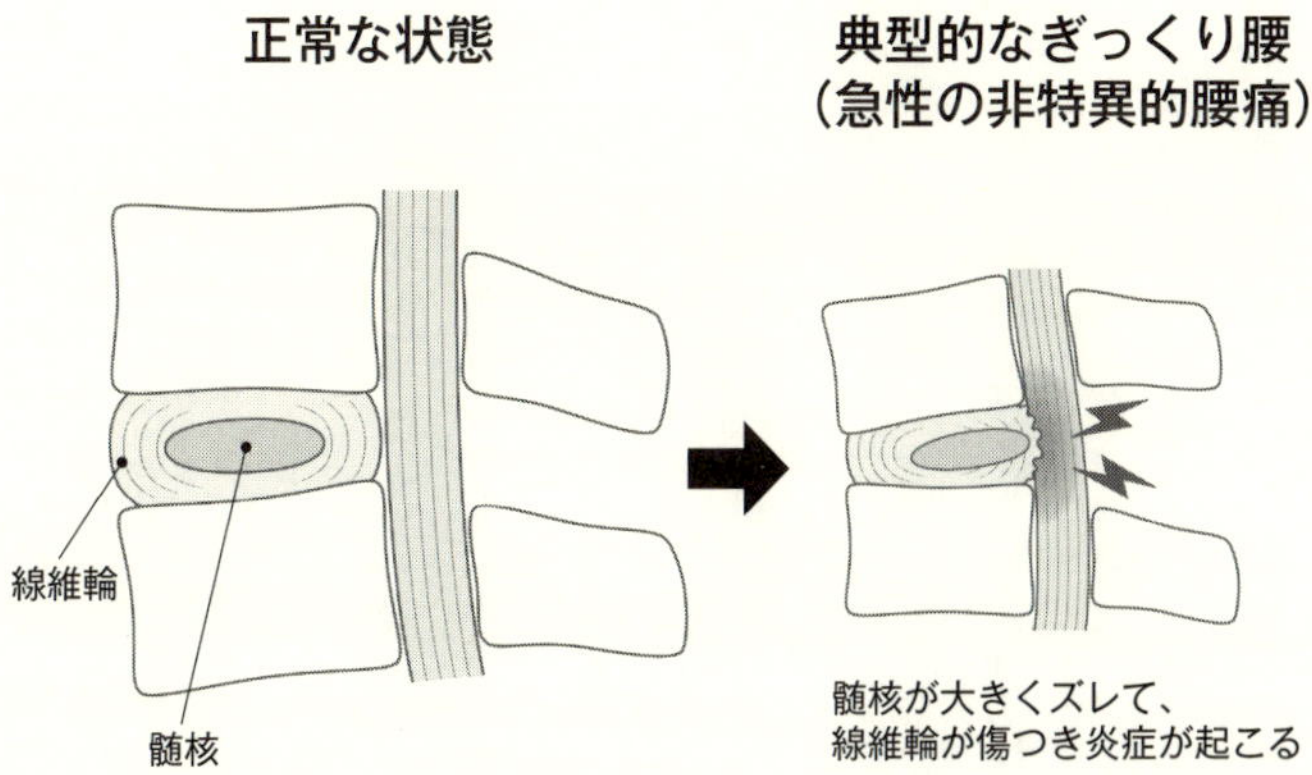
正常な状態
典型的なぎっくり腰
（急性の非特異的腰痛）
線維輪
髄核
髄核が大きくズレて、
線維輪が傷つき炎症が起こる

【コラム・脊髄は脳の代わりをする】

「脊髄」とは、いったい何をしているところなのでしょうか。

脊髄は、脳とともに中枢神経と呼ばれていることから、「脳の延長」とも言えるものです。身体活動の大部分は脳がコントロールしていますが、脳が達しているのはあくまで首の最上部までですので、それより下の部分については、脊髄が脳の代わりを務めているのです。

脊髄は脊柱管という背骨のトンネルの中を通っており、その端は神経根として、椎間孔《ついかんこう》という穴から脊柱管の外に出て、さらに伸びて末梢《まっしょう》神経となり、手足の筋肉や皮膚などにつながっています。

つまり、脳から出された指令は、脊髄から馬尾、神経根、末梢神経を経て、筋肉や皮膚に伝えられていきます。逆に、筋肉や皮膚からの情報は、末梢神経を通じて脊髄から脳に伝えられていきます。

物をつかもうとして手を動かせるのも、脊髄を通じて脳から手に指令が行くからです。また、手に傷や炎症が起こると神経を通じて脳にその情報が伝わり、そこで私たちは初めて痛みや不快感を覚えるわけです。

交通事故などで脊髄が損傷すると、こうした脳と神経の連絡がうまくいかなくなり、身体を動かすことや、熱い・痛いなどの知覚、さらには自律神経の機能が障害されてしまいます。

脊髄の腫瘍や椎間板ヘルニアなど、特異的腰痛のなかには脊髄（馬尾）が障害されているケースもあります。症状によりますが、早急に手術が必要になる場合もあります。

だからこそ、最初にこのような問題が潜んでいないかを見極めることが大切なのです。医師が行う各種の検査も、そのために必要だとご理解いただくとよいと思います。

活動的であるほど、腰痛はよくなる

ぎっくり腰発症の後、腰痛を長引かせないためには、過度に不安や恐怖感を抱かないことや、そのうえで、痛みがあっても「できるだけ、動くこと」「活動的に過ごすこと」が重要なポイントだと申し上げてきました。

安静のしすぎがよくないことを、フィンランドの研究者が世界に向けて発信した有名な研究を紹介します。

最近腰痛になった人たちを、①2日間、トイレ以外はベッドで安静とした群、②腰を前、横、後ろの各方向にゆっくり動かす運動を、理学療法士が指導した群、③痛みの範囲内でなるべく普段通りに過ごすよう指導した群の3つに無作為に振り分けて、その後の経過を比較したという研究です。

結果は、その後の腰痛の持続や程度、仕事への支障、欠勤日数に関し、③の痛みの範囲内で普段の活動を維持するよう指導された群が最も良い結果であり、①の2日間安静にした群が最も悪い結果であったという衝撃的なものでした。

日本でも、この結果を支持する私たちの研究データがあります。ぎっくり腰で医療施設を受診した勤労者のなかから、「腰痛が治るまで、できるだけ安静にするよう指導された」という68名と、「痛みの範囲内で活動してよいと助言された」と回答した32名を抽出し、両者の翌年のぎっくり腰の再発状況を検討してみました。

その結果は、安静を指導された群のほうが、活動してよいと指導された群の3倍以上再発リスクが高く、しかも再発回数も多く慢性腰痛に陥りやすいというものでした。

ぎっくり腰の発症直後は確かにつらいです。しかし、まったく動けないのは数分のことが多く、やがて心身が落ち着き、家族を呼んだり、電話口まで這《は》っていったりできるようになるはずです。少し落ち着いたら、ぎっくり腰は基本的に「心配する必要のない青信号の腰痛」であると自分に言い聞かせ、心配しすぎずに動かせる範囲で徐々に体を動かしていくと、なんとか痛みをやりすごせるものです。さらに、１１８ページで紹介するぎっくり腰になってしまった人向けの体操をやっていただくと、回復がより早まる可能性があります。

いずれにしても、ぎっくり腰で整形外科を受診した人に対して、多くの医師は、「腰の痛みが非常に激しい場合は、当日、翌日くらいまでは仕事を休んでも仕方がないかもしれません。しかし、痛み止めの薬を使いながら、家事等で、できそうなことがあれば普段通りやりましょう。くれぐれも寝たきりで安静にする必要はありません」といった内容をお伝えする場合が多くなってきています。海外の多くのガイドライン（治療指針）では、先ほど挙げた調査の結果などを踏まえ、仕事を休んだとしても２日までとしているからです。

長引く腰痛の人こそ体を動かそう

「活動的であればあるほど、だんだん腰痛は気にならなくなる」

これは、すでに腰痛歴が長く、今日も痛みや違和感に悩まされているという方ほど当てはまります。本書を読んでくださっている方々の多くは、こうした「慢性腰痛持ち」かと想像します。

ぜひ、今日から「腰痛には安静が第一」という考えをあらため、痛みがあってもできるだけ体を動かすように、気持ちや行動を少しずつ前向きに変えていきましょう。

もっとも、長い間、腰をかばう姿勢をとっているだけに、腰や背中の筋肉が緊張し、最初は少しでも体を動かそうとすると敏感に痛みを感じてしまうかと思います。ですから、どうしても体を動かすことが怖くなってしまうのも当然です。そのような方も、騙されたと思って「これだけ体操」から試してみてください。

これまで私は、腰痛歴10年以上というそれこそ筋金入りの腰痛持ちの方たちにも、「これだけ体操」を基軸として指導してきました。「非特異的腰痛」だとわかれば、私は可能な限り、その場で体操を実践し、その効果を実感していただくことにしています。

患者さんのなかには腰ベルトをつけて何年という方もたくさんおられるのですが、そうした方にこそ、その場でベルトを外して「これだけ体操」をしていただきます。

最初はこわごわとですが、「動かしても大丈夫」という私の保証によって、徐々に腰を反らすことができるようになり、自信をつけていきます。これを2週間くらい続けるうちに、

「そういえば、ずいぶん楽に動けるようになった」と実感される方が少なくありません。

長年腰を反らしたことなどなく、また、ほとんど後ろに反らすことができないといった筋金入りの「腰を大事にしすぎ症候群」の方には、うつぶせでひじを立てた姿勢からゆっくり体を反らす体操をしていただきます。

そこから徐々に反らせるように頑張っていただき、ある程度のところからは、「これだけ体操」に移行します。それぞれの体操のやり方については第3章で詳しく紹介していますが、「意外と曲げられる」「痛みが軽減できた」「これは腰によいぞ」と実感できたら、毎日続けやすくなるはずです。

「動かしても大丈夫なんだ」とその場で実感できた患者さんの多くは、その日のうちから腰痛が怖くなくなり、その後は、多少痛みがあっても普段通りに生活できるようになったとおっしゃっています。

腰痛が悪化し、通勤電車で立っていられないので、仕事を休んでしまう。掃除機をかけたり洗濯物を干したりするのが痛くて、まともに家事ができないことが情けない。せっかく就いた介護の仕事だが、腰痛がよくならず、続けていく自信がない……。

医学的にみれば命にはかかわらない非特異的腰痛ですが、生活の質を低下させる非常に大きな要因になっていることは間違いありません。労働力の損失という点でも大きな問題です。

そんな悩ましい腰痛に対して、「諦めることはない。効果的な方法があるのだ」「その方法はかつての腰痛治療の常識とは違うのだ」ということを、多くの方にもっと知っていただきたいと思います。

【コラム・腰痛を減らした豪州】

腰痛で悩む方は現代社会特有のストレスを抱える先進諸国に多く、長引く腰痛の人たちをいかにして減らすかということは世界的にも大きな課題であり続けています。この課題に正面から向き合っている国がオーストラリアです。

『ＮＨＫスペシャル』の取り組みのモデルとなった、腰痛持ちの人とそれにかかる無駄な医療費を減らすことを目的とした、州を挙げての、腰痛の正しい対処法を啓発する大規模なメディアキャンペーン（新聞、テレビ、ラジオなどの媒体を通じた広報活動）が、なんと20年近く前に行われました。

具体的には、世界的な腰痛の専門家や国内の有名人を起用し、腰痛に悩む人に「正しい知識」を紹介しつつ、腰痛対策として、日頃から体を動かすことの大切さを訴えるメッセージをテレビ等で繰り返し流し続けたのです。

その結果、人々の意識が変わり、腰痛があっても活動的になる人が増えてきました。腰痛による医療費（傷害保険の請求）も15％以上減らすことに成功しました。

なお、こうした取り組みや37〜38ページで紹介した研究を背景に、現在では、イギリスをはじめ西洋諸国の多くの腰痛診療のガイドラインに、「ベッドでの過度な安静は指示すべきではない」といった内容が記載されています。日本の腰痛診療ガイドラインでも、「非特異的腰痛発症時の安静は必ずしも推奨されず、痛みに応じて活動性を維持することが回復を早める」と記載されるようになりました。

ぎっくり腰でお医者さんのところに行って、「動いてもかまいませんよ」「仕事をしても大丈夫ですよ」と言われると、「こんなに痛くて困っているのになぁ」と心配になる方もいるかもしれません。でも、それは腰痛のガイドラインに沿った正しい治療であり、指導法であると言えるのです。

馬尾周辺の構造

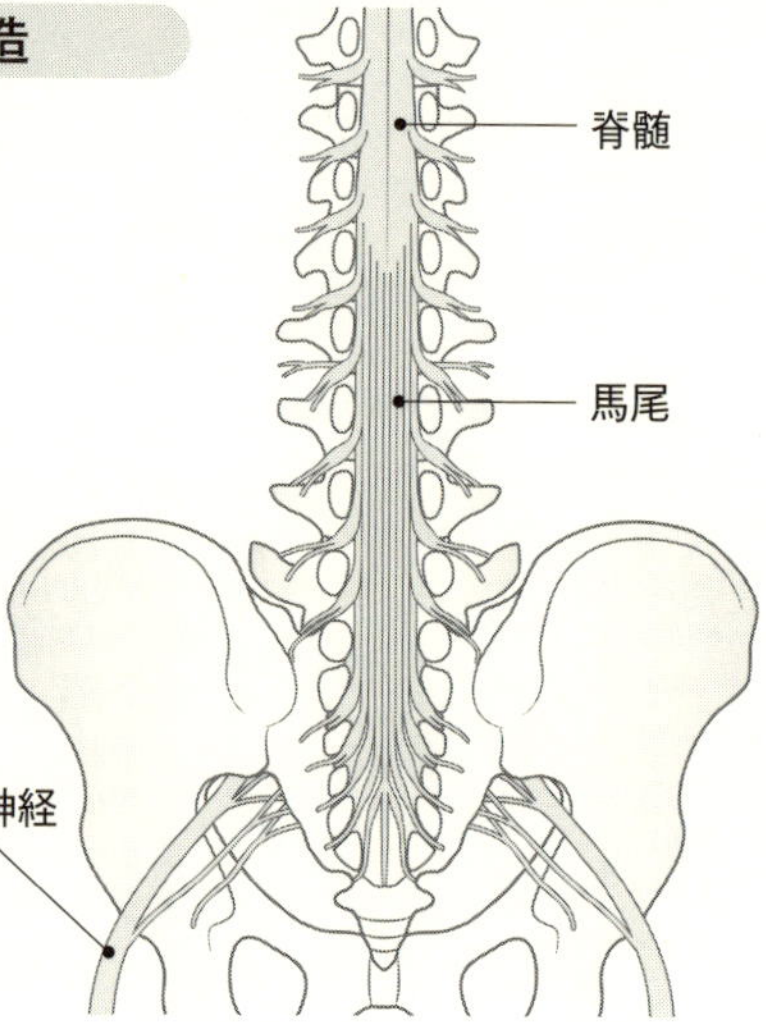

【コラム・馬尾ってなに?】

「馬の尾」と書いて、「ばび」と読みます。馬尾は、脊髄からつながる神経の束のことで、腰椎から下の部分にあります。

腰の骨である腰椎は、肋骨《ろっこつ》とつながっている脊椎（胸椎）の下の部分に位置しています。この腰椎は通常5個あり、上から順に「第一腰椎、第二腰椎～」と呼ばれます。

神経はこの5個の腰椎が縦に並んでできている管（脊柱管と呼ばれます）の中に収まっています。通常、第二腰椎より下の部分では、神経は馬の尻尾のように縦に並んでいるため、馬尾と呼ばれているのです。この馬尾は、それぞれの腰椎のところで順次左右一対ずつ枝分かれして（神経根）、下肢《かし》へと向かいます。

馬尾が脊柱管の狭窄やヘルニアによって障害されると、足のしびれや麻痺《まひ》、脱力感といった症状のほかに、尿や便が出にくくなったり、我慢できなかったりという排泄障害が起こることがあります。

このような場合は、通常の腰痛や坐骨神経痛とは異なり、神経を回復させるための外科的な手術が早急に必要となります。

腰ベルトに頼りすぎてはいけない

腰痛歴の長い人は、痛みをやわらげる対策として腰ベルトやコルセットといった装具を使ったことがあるでしょう。要介護者を抱える動作が日常的にある介護施設の職員さんのなかには、予防的に利用されている方が多いようです。

こうした腰を保護する目的の装具については、着けたときのほうが痛みがやわらいだり、作業がしやすくなったりと、生活を維持することのサポートになるのであれば、使うこと自体はけっして悪くはないでしょう。しかし医学的な見地からすると、こうした装具を長い期間にわたって使うことで得られる効果はあまりないようです。

近年、「8週間使用した場合には、腰を支える筋肉が衰える」という研究報告もあります。さらに、装具が腰痛を予防するという効果も、いまだきちんと証明される段階には至っていないのです。

そもそも、昔から腰痛対策として使われていたこれらの装具が腰痛の予防や改善に効果があるのであれば、腰痛の患者さんはもっと減っているはずですが、実際はそうではありません。また、腰ベルトを身に着けることを習慣にするということは、腰痛に対する不安や恐怖が強く、腰を大事にし、かばおうとする思考の表れにほかなりません。このことが、脳が本来持っている「痛みをやわらげる働き」を低下させてしまう可能性もあります。コルセットを装着し、さらにはそれを常用化することにより、腰を動かす機会が減り、腰回りの筋肉量が減るだけでなく硬くなり、血流も悪くなりますので、かえって疲労しやすく発痛物質が増えるといった悪循環に陥ってしまいます。

ですから、腰ベルトやコルセットにはできるだけ頼らない生活スタイルのほうが望ましいと考えています。

ぎっくり腰を起こした後に腰痛が3ヵ月以上続いた人の割合

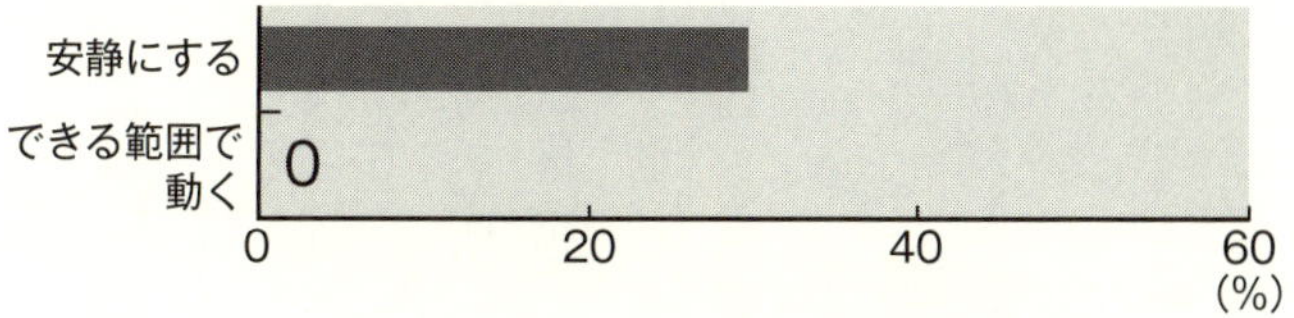

ぎっくり腰 2回以上の再発率

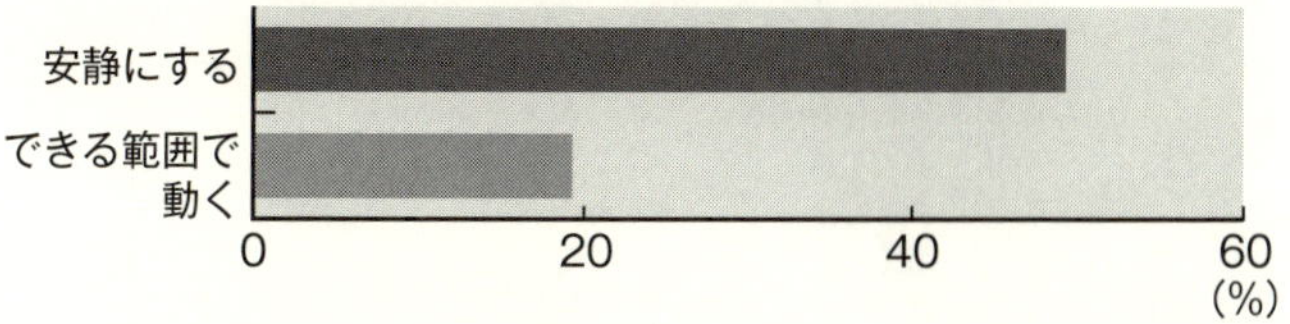

動いたほうが痛みは早くおさまり、再発率も低くなる

出典：Matsudaira K,et al. Ind Health 49,203-208,2011

もちろん、長年、腰ベルトを着けていた方は、いきなり外すことに不安を感じることと思います。その場合はまず、少しずつ腰ベルトを装着する時間を減らしていくとよいでしょう。

その代わりに「これだけ体操」を実践して、腰や体を積極的に動かしていってください。そのほうが、腰にばかり注意が向きがちだった状態から脱することにもつながります。そして、体が動くようになると、「腰ベルトやコルセットに頼らなくても大丈夫」と自信がつくようになります。

「痛み止めを使うな」は正しいのか?

「痛み止めを使いたくない」。こう思っている方は意外に多いようです。「痛み止めの薬は、痛みを抑えるだけの対症療法で、治癒にはつながらない」「副作用があり、体にはよくない」と認識されているからかもしれません。しかし、ぎっくり腰の初期など、強い痛みを感じているときには局所に炎症が起こっており、むしろ数日間はきちんと飲んだほうがよいのです。薬で早く痛みを抑えたほうが、予後がいいこともわかっています。

動けなくなるほどのぎっくり腰の痛みの主な原因として考えられるのが、椎間板の線維輪や腰の関節部分の傷にともなう炎症です。局所の炎症によるつらい痛みを感じると、脳での不快な感覚の認識が強まります。さらに、「この痛みはいつまで続くのだろう」と不安になると、脳からの痛みを抑える物質が出にくくなったり、脊髄での痛みを抑えるシステムも働きにくくなって、腰自体の傷や炎症が治っても痛みの感覚が続いてしまうという悪循環を招きます。

これは虫歯の痛みと同じです。激しい歯の痛みが起こったら、精神的にもつらくて、なにを見ても笑えませんよね。でも、鎮痛薬を飲んで痛みが落ち着くと、気持ちも楽になり、

「あー、よかった」と安心できます。これは多くの人にある経験だと思います。

ぎっくり腰の痛みに対し速《すみ》やかに痛み止めを服用するのは、前述した悪循環化するのを初期の段階で断ち切り、その後、慢性腰痛に移行させないための重要な対策であると考えてください。胃潰瘍《いかいよう》の経験があるなどで胃腸が弱かったり、高齢で腎臓の機能が悪かったり、心筋梗塞や気管支喘息《きかんしぜんそく》の既往があったりなどといった場合を除いては、数日間は定期的に痛み止めの薬を飲んだほうが望ましいという科学的根拠があります。

医師が使用する薬はＮＳＡＩＤｓ《エヌセイズ》（非ステロイド性抗炎症薬）が一般的で、薬局でも市販されている「ロキソプロフェン」がその代表です。まずは薬剤師さんに相談のうえ、市販薬で対処してみるのもよいでしょう。

ただし、過去に一般的なＮＳＡＩＤｓで副作用が出たことのある方や、副作用の出やすい高齢の方は、医療機関を受診していただいたほうがよいと思います。ＮＳＡＩＤｓのなかでも副作用が起こりにくい「シクロオキシゲナーゼ（ＣＯＸ-２）選択的阻害薬（セレコキシブ）」や、小児の解熱薬としても使われる「アセトアミノフェン（カロナール®や市販のラックル®など）」をきちんとした用量で使ったほうが望ましい場合が少なくないからです。

症状がよくなったら、薬は速やかにやめていただきます。ロキソプロフェンなど通常のＮ

ＳＡＩＤｓを2週間以上にわたり連続服用すると、胃や十二指腸、小腸の潰瘍や、腎機能の低下といった副作用が起こってくる可能性が高まりますので、短期間の服用が基本です。

長引く腰痛と痛み止めの薬

ぎっくり腰がすでに慢性腰痛に移行してしまっている場合は、ＮＳＡＩＤｓといった通常の痛み止めが大きな効果を発揮する場合はそう多くはありません。

治療と予防の科学的な根拠を吟味した医療情報として世界的に有名な「コクランレビュー」の最近の報告では、慢性腰痛に対しNSAIDsを使っても、偽薬と比べて、生活の支障具合を改善する効果はごくわずかとされています。また、神経障害性疼痛《とうつう》と呼ばれる神経痛が続いている症例には、ＮＳＡＩＤｓの有益性は乏しく、その使用に異議を唱えるとまで記載されています。その場合、「リリカ®」という薬が使われます。

すでに申し上げている通り、腰の傷や炎症がすでによくなっている段階にもかかわらず、痛みや不快感が持続している場合は、もはや「腰自体の不具合」だけで説明することはできません。

痛みに対する不安や恐怖が引き金となった、脳や脊髄、つまり中枢神経系の機能低下による痛みと考えられるからです。ですから、このような腰痛に対しては、「腰自体の不具合のみに執着せず、腰や体を動かすことへの不安や恐怖を克服し、「痛みが出るから無理をしない」という行動をあらためる必要があります。そのためには、「安静」よりも「活動」のほうが腰痛の改善に役立つという科学的根拠に基づいた正しい知識を受け入れ、「自ら変わろう！」という意志をしっかりと持たなければなりません。

また、ウォーキングやサイクリング、水中歩行といった有酸素運動には、脳機能の不具合の調整や、中枢神経系に本来備わっている「痛みを抑える機能」を高める作用があります。

そして、あくまでも補助的に、後述する下行性疼痛抑制系《かこうせいとうつうよくせいけい》（71ページ参照）と呼ばれる中枢で痛みを抑制する働きを強める薬（ノイロトロピン®、サインバルタ®など）を、主治医と相談しながら服用するとよいでしょう。

湿布の効果は？

腰痛になると、湿布を貼るのも定番です。

病院で処方される貼付剤《ちょうふざい》のほとんどには、冷やしたり温めたりする作用だけでなく、皮膚から吸収されるＮＳＡＩＤｓの成分を含みます。「モーラステープ®」と「モーラス®パップXR」の2種類の貼付剤は、腰痛症に保険適用となっています。

ただし、腰痛の場合、皮膚から筋・筋膜以外の患部までが遠いこともあり、一般的にはNSAIDsの薬理作用が、飲み薬や座薬などと比べると得られにくいと言えます。

もちろん、湿布を貼ると「気持ちがいい」「痛みがやわらぐ」と感じる場合は使うのをあえてやめる必要はありません。冷湿布でも温湿布でもどちらでも、気持ちがいいほうを選んでください。脳が気持ちよいと感じていることは痛みの軽減につながりますし、そのことによって積極的に活動できるなら、上手に利用するといいでしょう。

変形性関節症用の「ロコア®テープ」という組織への浸透がよい貼付剤もありますが、2枚貼るだけで、内服のNSAIDsと同等になりますので、これを処方された場合は、くれぐれも3枚以上貼らないよう気をつけてください。

電気治療や牽引《けんいん》には、治療として推奨されるだけの医学的な根拠は今のところありませんが、受けると気持ちがいいと感じる場合は、これらへの依存や習慣化が起こらない短期間であればやってみてもよいとは思います。

一方で、最近では「トリガーポイント（筋肉の内側にあり、硬くこり固まった部分で、痛みの引き金となっている部分）」という言葉が注目されており、トリガーポイントに対する鍼《はり》治療の第一人者である明治国際医療大学の伊藤和憲《かずのり》教授は、長引く痛みを改善するためにはこのトリガーポイントを見つけることが重要だと指摘しています。この部位をほぐしたり、注射や鍼をうつことで、痛みの改善効果が期待できるケースもあるでしょう。また、鍼治療には、脳機能や自律神経系を調整したり下行性疼痛抑制系を賦活《ふかつ》する効果も期待できます。

ただし、痛みを改善するためには、こうした受け身的な治療手段を主役にすべきではなく、自ら治そうとする姿勢が大切です。前述したように、不安と恐怖の軽減と運動をベースにし、自分にあった代替《だいたい》医療は、あくまで補助的に上手く取り入れていただくのがよいのではないでしょうか。

第2章　脳が原因となって起こる腰痛とは

ストレスが腰痛を長引かせる

局所の傷は治っているのに、なぜ、心配のしすぎで痛みが長引いてしまうのでしょうか。

その答えを解く鍵は、私たちの脳や脊髄にある、痛みを感じる回路と、さまざまな神経伝達物質にあります。

前述した『NHKスペシャル』のほかに、以前『ためしてガッテン』や『クローズアップ現代』でも紹介されましたが、長引く腰痛の要因として、「脳機能の不具合」が関連していることが明らかになってきています。脳には痛みを抑えるメカニズムが備わっているのですが、長引く腰痛持ちの方では、このメカニズムがうまく機能していない可能性があります。

一方で、こうした脳機能の不具合を改善し、腰痛をやわらげる方法も明らかになってきています。このようなことがわかってきたのは、脳の画像解析などが進歩してきたことにもよります。この章は少し専門的になり、難しいところもありますが、新しい話題もたくさん入っていますので、ぜひ、読み進めてみてください。

ぎっくり腰の痛みは、西欧では「魔女の一撃」とも言われる激しいものです。トイレに這《は》っていくのもやっとの状態で、「もう二度と歩けるようにならないのではないか」という恐怖心に襲われた経験のある方も少なくないと思います。いわば「ぎっくり腰トラウマ」ですね。このトラウマによるストレスが脳に影響を与えるのです。

私たちの体には、痛みが発生するとそれを緩和するメカニズムが備わっています。その主な機能は脳にあり、健康な状態であれば正常に機能してくれるのですが、痛みに対して過剰に不安になったり、恐怖を感じたりという状態が持続すると、この機能に不具合が起こり、「痛覚過敏」の状態になってしまいます。このため、腰自体の傷が治ったあとも、痛みやこれにともなう不快感がなかなか消えないという現象が続いてしまうのです。

また、腰をかばおうとするあまり、知らず知らずのうちに猫背になっている人が少なくありません。こうした姿勢で長くいると、筋肉が硬くなって血流が滞《とどこお》り、疲労物質がたまり、発痛物質も増えてしまうのです。そうなると、背筋を伸ばしたり腰を反らすことが苦痛になります。

そのような場合、治療の一環として、患者さんの歩く姿勢をビデオに撮って、ご自身に観てもらうこともあるのですが、「私って、こんなに姿勢が悪かったのですか？」と驚かれます。しかし、「これだけ体操」や、姿勢を整える練習をすることで、徐々に改善していくご自身の変化に気づくと、自信と期待（自己効力感）が高まり、体操を続けるモチベーションにもつながります。

あらゆる運動器というのは、「動かす」ことによって健康な状態を維持できるものです。日ごろから適度な運動習慣があり、ストレッチをして体をほぐしている人ほどけがをしにくく健康的であることは間違いありません。

「恐怖回避思考」というウイルス

読者の皆さんのなかには、本書を読まれるまで、腰痛は「重い荷物を持つ」「姿勢の悪さ」など、腰自体への負担によってのみ発生するものと考えていた方が多いのではないでしょうか。

確かに、これはかつての腰痛の常識であり、世界の腰痛にかかわる専門家の間でも1980年代まではそうした認識でした。また、「安静」が重要な治療手段とされていましたし、重いものを持つ作業が多い職場では、「腰にかかる負担を減らす」ことばかりが重視されがちでした。

しかし、これを踏まえた対策を打っても、一部の腰痛持ちの方には効果が得られたものの、全体としてみれば期待されたほどの成果が上がらなかったのです。特に、長引く腰痛、再発を繰り返す腰痛の患者さんにはあまり効き目が得られなかったようです。

そこで、欧米では非特異的腰痛の原因を解明するための研究が重ねられてきました。その結果、腰痛が発生したり、慢性化して長引く腰痛になったりということのリスク要因として、前述の腰自体への負担にかかわる問題に加え、さまざまな心理的な要因が影響していることが明らかになってきたのです。その主役が、繰り返しお話ししてきた腰痛に対する強い不安や恐怖なのです。

このような、腰痛に対する不安や恐怖、悲観的な考えから、普段の活動を制限したり腰をかばってしまうことを、専門的には「恐怖回避思考」と言います。

この恐怖回避思考が脳機能の不具合の大きな引き金となり得ることは説明しましたね。恐怖回避思考のきっかけになるものには、「あの痛みは、もう経験したくない」という「ぎっくり腰トラウマ」が挙げられますが、それだけではありません。画像検査によって、医師から「骨の変形がある」「すり減っている」「すべり症がある」「ヘルニアがある」「狭窄がある」などと言われることも引き金になり得ます。

恐怖回避思考は、たとえれば「〝ウイルス〟感染」のようなものだと私は考えています。

次のページの図（恐怖回避思考モデル）をご覧になっていただければわかりますが、ぎっ

腰痛の恐怖回避思考モデル

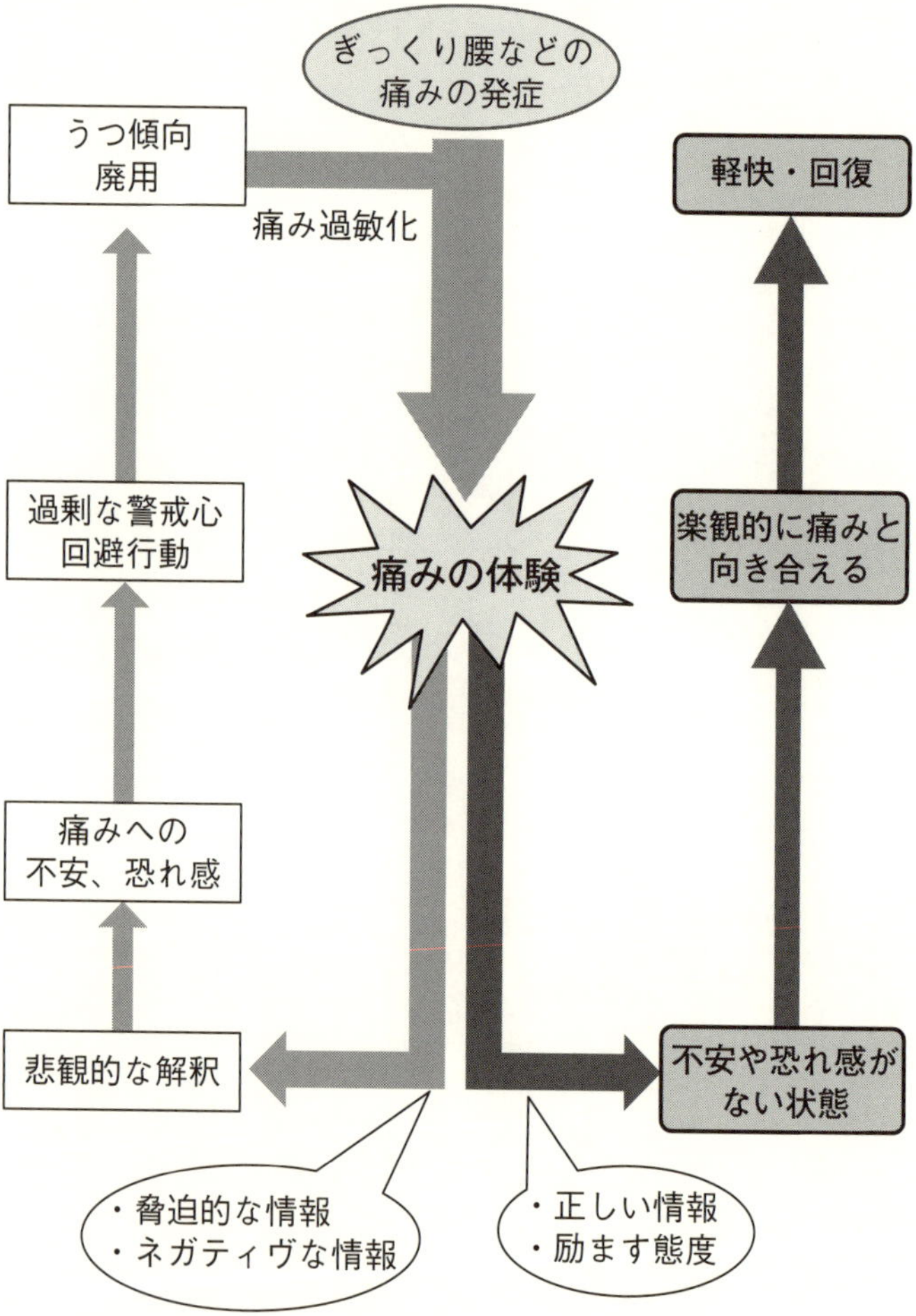

出典：Leeuw M et al：Behav Med 30,2007
松平浩 産業医学ジャーナル 33(1),60-66,2010 を改変

くり腰など腰の痛みを発症した後、恐怖回避思考の〝ウイルス〟に感染してしまうと、悲観的な感情に支配され（専門的には破局的思考と呼ばれます）、腰を守らなければならないという過剰な警戒心から体を動かさなくなります。そのことでうつ気味になって、外出にも消極的になり、さらに体を動かさなくなり、筋力は衰え、かつ「痛み過敏」の傾向が強まります。こうした悪循環、つまり恐怖回避思考という〝ウイルス感染〟が持続している限りは、腰痛から解放されることはありませんし、再発を繰り返すことも多くなります。

この恐怖回避思考という〝ウイルス〟を体から取り除くためには、正しい知識を得て、腰や体を動かすことへの不安、恐怖を克服する必要があります。

心理的ストレスで腰痛は悪化する

恐怖回避思考のほかにも、さまざまな心理的ストレスが痛みの悪化要因になります。

みなさんも覚えがありませんか？　上司とやりあってしまったとき、配偶者や子どもとのトラブル、介護のストレス……。悲しいことやイライラが募《つの》ったときなどに、普段は忘れていた腰痛が悪化することは珍しくありません。私たちが行った日本人勤労者を対象にした調査でも、心理的ストレスが長引く腰痛のリスク要因となっていることが明らかになっています。これは、後ほど詳しく述べますが、「扁桃体《へんとうたい》」や「側坐核《そくざかく》」といった部分の脳機能が正常に働かなくなるためと考えられています。

腰痛日記をつけていただくと、「なにか嫌なことがあった日に、痛みが増幅する」といったように、「ストレス」と「痛み」との関連性に気づきやすくなります。

勤労者が仕事に支障をきたすほどの腰痛を抱えるに至る危険因子として、「仕事に対する満足度が低い」「働き甲斐がない」「周囲のサポート不足」「人間関係のストレスが強い」「不安が強い」「抑うつ的」といった項目が重要なリスク要因として挙がりました。

このほか、「身体化」といって、脳機能の不具合や自律神経系のアンバランスが関係していると思われる明らかな病気が見つからない頭痛、めまい・耳鳴り、息苦しさ、動悸、胃痛、便秘や下痢といった不調がいくつかある場合、腰痛が慢性化しやすくなります。

この身体化については後ほど詳しく述べますが、腰痛のみならず、他の複数の身体症状をともなうほど、脳機能の不具合があるためか難治化しているケースが多くなります。

いずれにしても、脳と体は深く関連しており、心理的ストレスが脳機能の不具合を引き起こしていることもあるということを心に留めておくとよいでしょう。逆に言えば、ご自分の心理的ストレスの原因がわかっていれば、それを解消することで腰の痛みがやわらぐ可能性が十分あると言えます。

ストレスがあると椎間板に負担が

心理的ストレスを抱えていると、脳機能の不具合とは関係なく腰への負担が強まることもわかっています。

私の講座の研究員でもある新潟医療福祉大学准教授の勝平《かつひら》純司先生の主導で行った実証研究の結果、持ち上げ動作をする際、心理的ストレスがあると腰への負担が増大し、ぎっくり腰を誘発するリスクが高まることが明らかになりました。実験では、健康な成人男性13人の方を対象に、荷物の持ち上げ動作を行ってもらい、三次元動作解析装置という専門の機器を使って椎間板にかかる圧縮力を測定しました。

実験は、心理的ストレスをかけない「単純な持ち上げ動作」と、「ある計算課題を与えてストレスをかけた状態での持ち上げ動作」という２種類のパターンで行い、その比較をするというものです。

心理的ストレスを与えた状態とは、まず、A、Bという別個の持ち上げ動作をあらかじめ設定したうえで、目の前の電光掲示板に２ケタの足し算、引き算を提示する方法を取っています。答えの下一桁が奇数であればAの動作で、偶数だったらBの動作でという具合で、荷物の持ち上げを行ってもらいました。

その結果、単純な持ち上げ動作を行ったときよりも、心理的なストレスのかかる計算課題を与えられたときのほうが、椎間板にかかる負担が大きくなることがわかったのです。

そのメカニズムですが、そのほかの分析結果も考慮すると、心理的なストレスがある状態で持ち上げ動作を行うと、微妙に姿勢のバランスが崩れるためであると推察しています。

「心ここにあらず」という状態では、歩いてつまずいたり、ぶつかったりしやすくなりますが、それと同じ理屈と考えています。

痛みの感じ方は脳が決める

「慢性腰痛の原因が脳にもある？」と多くの方が驚かれるのですが、これは事実です。

前述の『NHKスペシャル』で紹介された脳の話もその一つです。慢性腰痛の人は、脳の「左DLPFC」という部分の体積が健康な人に比べ極端に減っており、活動が衰えていました。また、その減り方は、痛みが強く長引く人ほど著しかったというものです。

この研究を実施したのはカナダにあるマギル大学の研究チームです。番組では、脳の画像

DLPFC（背外側前頭前野）

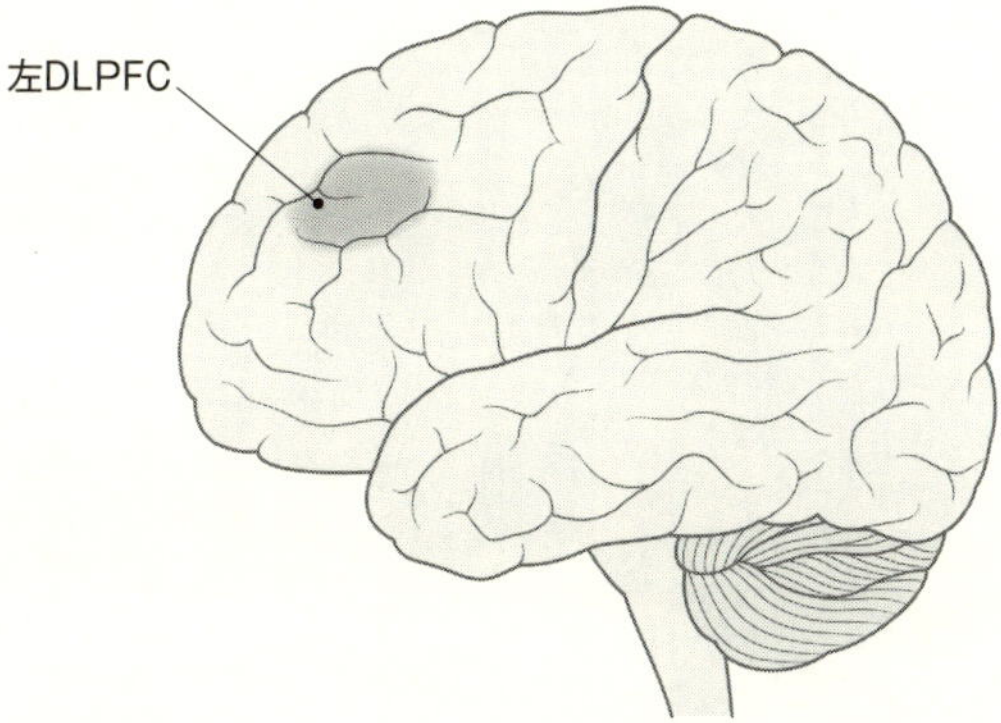

解析ができる最新機器を利用し、慢性腰痛の18人を調べた結果について紹介していました。

また、この研究では腰痛がよくなった結果、被験者たちの左DLPFCの体積が回復したとも報告されています。

ちなみに左DLPFCとは、脳の「背外側《はいがいそく》前頭前野《ぜんとうぜんや》」という部分です。

前頭前野は、「思考」など高次の機能を司《つかさど》る重要な部分です。学習などをコントロールし、ものを考えたり判断したりするときに働きます。

脳はコンピューターのようだとよく言われますが、前頭前野は「コンピューターのなかのコンピューター」と言えるくらい、大切なところなのです。人間の前頭前野は、大脳のなかの約30％をも占めていますが、他の動物では、最もその割合が大きいチンパンジーでも、7～10％程度しかありません。

ただし実際には、痛みに関連する脳の部位はほかにもたくさん見つかっており、左DLPFCはあくまでその一つです。前頭前野全般の灰白質《かいはくしつ》の体積が減少し、萎縮の程度が痛みの期間と相関するといった報告もあります。

私が、東京都健康長寿医療センター研究所の研究部長を務めていらっしゃる石井賢二先生のご協力により行った研究では、腰痛で休職している12名の患者の前頭前野の活動を分析したところ、健常な人たちと比較し、その機能が低下しており、認知行動療法により、「よく歩く」といった活動的で健康的な行動が増えた後には、前頭前野の機能が改善したという結果を得ています。

真のメカニズムの解明は、さらなる先進的な研究結果の積み重ねを待つ必要がありますが、慢性腰痛には、前頭前野をはじめとする脳の機能が深く関与していることは間違いありません。

そもそも「痛み」とはなんだろう？

痛みを感じるのは「脳」

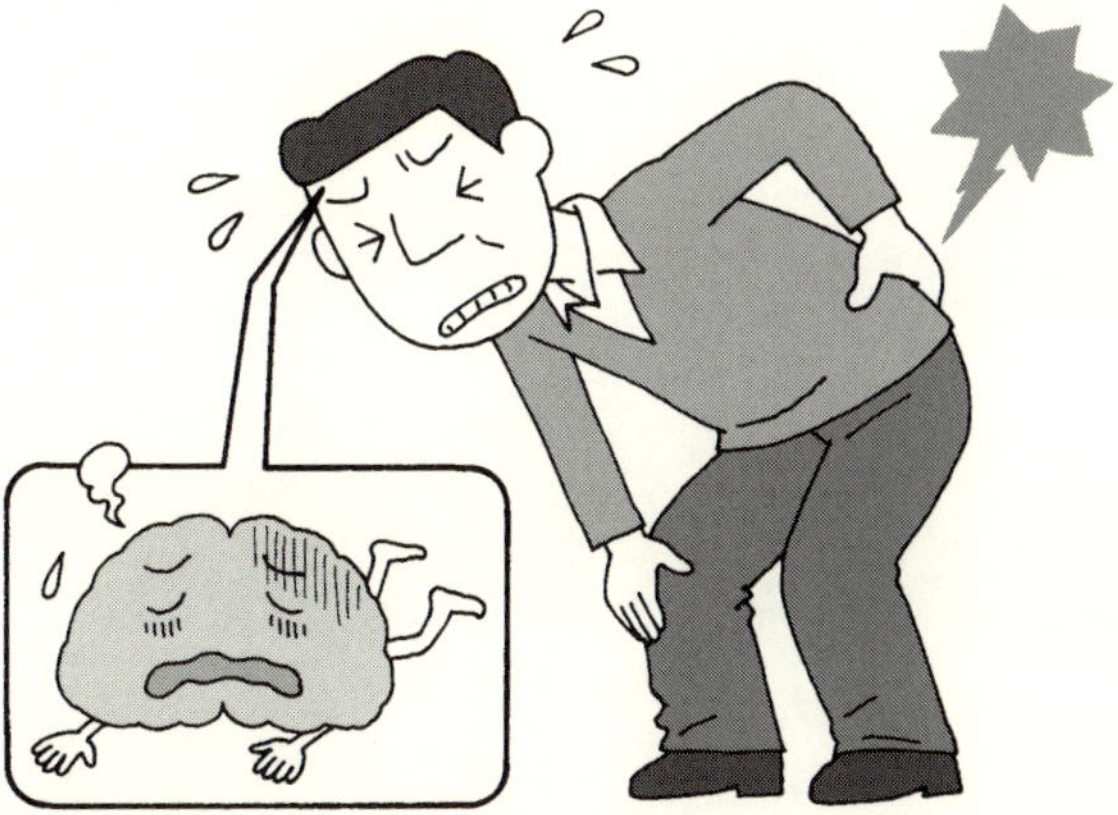

腰痛と脳の関連について説明してきましたが、まだまだ不思議に感じてしまう方が少なくないのではないでしょうか。しかし、そもそもすべての痛みを私たちは脳で感じているわけです。

たとえば、みなさんにとってなじみ深い痛みに、熱いものに触ったり、傷口の炎症が起こったりした場合の「末梢部分の刺激による痛み」がありますね。腰痛で言うと、椎間板の線維輪やその周囲の組織が傷ついた痛みなどがそれに当たります。

「痛み」とは、組織の末端にある侵害受容器《しんがいじゅようき》というところが刺激されることによって起こります。この刺激が、各組織にある末梢神経から、脊髄、そして脳へと伝わります。

脳の構造

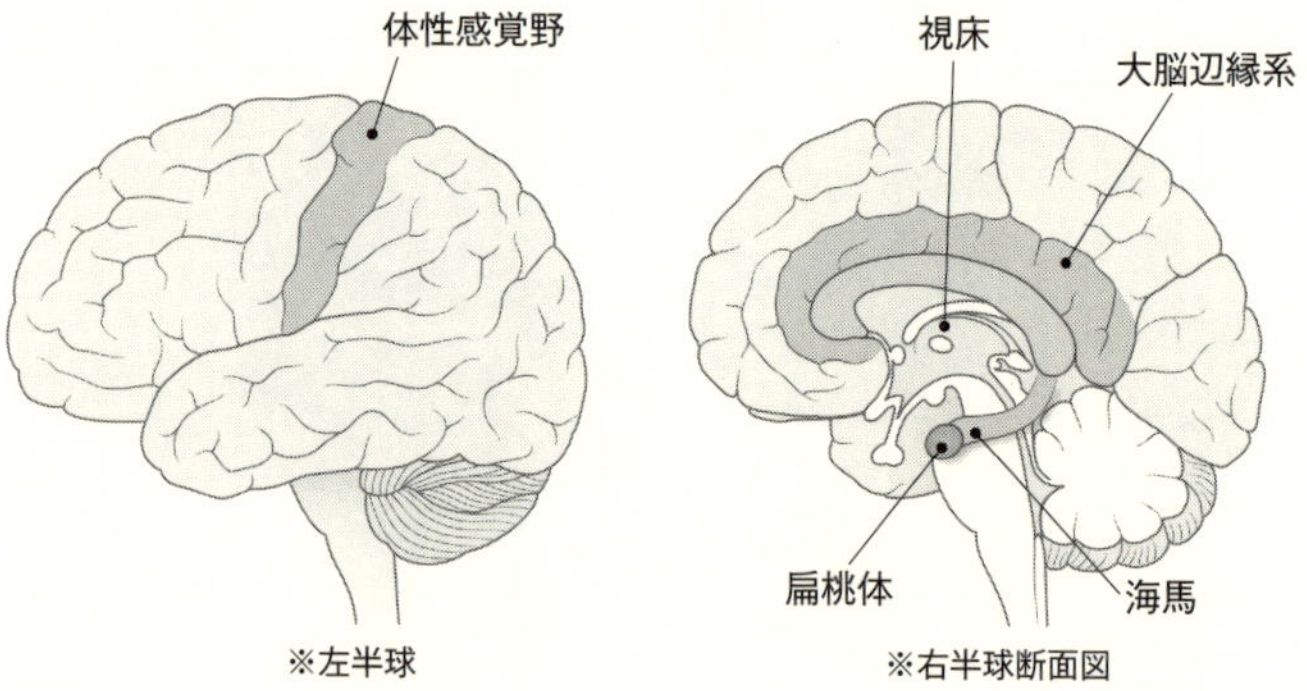

このとき、痛みの情報は2つの経路で脳に伝えられるとされています。

一つは大脳皮質の「体性感覚野《たいせいかんかくや》」というところに伝えられ、体のどの部位で、どのくらいの強度の、どんな質の痛みが起きたのかという情報が処理されます。これは非常に速いスピードで伝わります。

もう一つは、視床《ししょう》から大脳辺縁系《へんえんけい》への経路です。大脳辺縁系とは、怒りや喜び、悲しみなどの「情動」の発生にかかわる部分です。大脳辺縁系の奥にある「扁桃体」で「生存に不利益をもたらすもの」と認知されると、嫌悪、恐怖、不安、怒り、イライラといった「負の情動」が起こります。

つまり、痛みを「イヤなもの」「不快なも

の」と感知するのは、この扁桃体への経路によるものです。

たとえば、誰かにぶつかったときに瞬間的に「痛い」と感じるのは、前者の体性感覚野に伝わった痛みです。

一方、その後、痛みとともに、ぶつかってきた相手に対して腹が立ってくることがあります。これは情報が扁桃体に伝わり、痛みをもたらした相手へ、怒りという負の情動が湧いてきたことを表しています。

このように痛みとは、単に感覚だけでなく、快、不快や喜怒哀楽といった心の動き（情動）と深く関連しています。

痛みが起きると自然に不快な情動が湧き、「痛い動きを避けよう」という行動が引き起こされます。つまり、痛みは「生体にとっての危険信号」であり、生きるために、なくてはならないものと言うことができます。

仮に扁桃体が機能しなかったとすると、恐怖や嫌悪を感じることもなく、危険を避ける行動ができなくなります。そうなると、日常生活でもスポーツをしていても、けがや事故などのアクシデントが避けられず、命までもが危険に晒《さら》されてしまうかもしれません。

痛みに対する快、不快を感知する脳の機能は、私たちにとって非常に重要なものであることは理解しておく必要があります。

脳には痛みを抑える機能がある

体のどこかが傷つくと、その神経から脳に指令が行き、「痛い」と感じます。また、痛みが続いたときに不快な気分を感じるのも脳の働きです。

一方で、脳には痛みをやわらげようとするメカニズムも備わっています。専門的には「内《ない》因性《いんせい》の疼痛抑制機構」というものです。

内因性の疼痛抑制機構には複数のものがありますが、その代表は、脳を含む生体内のオピオイド（内因性のオピオイド）の分泌を促す機構です。脳内で分泌されるオピオイドは「脳内麻薬」とも言われます。ここで言うオピオイドは、がんの痛みを取り除く薬である外因性のオピオイドとは異なり、体内で生成される物質です。

「ランナーズ・ハイ」をご存じでしょうか。ジョギングなどで長時間走り続けると、ある時点で苦痛が軽減され、気分が高揚してきて、いつまでも走り続けられるというような気持ちになる状態を言います。このランナーズ・ハイは、脳内でエンドルフィンという物質が分泌されるために起こるという説があります。エンドルフィンも内因性オピオイドの一種です。

ちょっときついなぁという程度（中等度の強さ）のウォーキングを黙々と行えば、ほどよくエンドルフィンが分泌されるでしょう。

近年、痛みを抑える脳内機構として注目されているものに、中脳辺縁系《ちゅうのうへんえんけい》という古くからある脳の部分を中心に作動するドパミンシステムというものがあります。このシステムは、抑うつ、睡眠障害とともに「慢性の痛み」にも強く影響することがわかってきました。一般的に、脳内において側坐核という部分へドパミンが放出されると、「快感」や「達成感」を感じます。しかし、不安や恐怖が強まると、扁桃体の無駄な興奮が強まり、その結果として側坐核へのドパミン分泌は減り、同時に内因性オピオイドの分泌も減ってしまいます。つまり、不安や恐怖といった否定的な感情は、ドパミンシステムを介して痛みを抑える機能を弱めてしまうのです。

もう一つ、脳と脊髄、つまり中枢の神経系における、痛みを抑える重要なシステムを紹介しておきます。「下行性疼痛抑制系」という神経回路の働きです。

この機構は、1969年、米国の研究者であるデビッド・レイノルズにより発見されました。レイノルズは、現在では、下行性痛覚抑制系の司令塔という位置づけである脳の部分、具体的にはラットの中脳水道周囲灰白質《ちゅうのうすいどうしゅういかいはくしつ》に電極を埋め込んで刺激し、まったく麻酔薬を使うことなく、開腹手術を行ってみせたのです。

この機構では、ノルアドレナリンとセロトニンという神経伝達物質が主役として活躍します。特にノルアドレナリンは、痛み刺激の伝達を抑えるのに重要な役割を果たします。セロトニンは、脳内では健全な精神を安定させる神経伝達物質としてとても重要ですが（詳細は後述）、脊髄の部分では、ノルアドレナリンを補助し、相乗的に痛みを抑えてくれる役割も果たします。一方、ラットにとって不安と恐怖となる拘束ストレスを与えると、下行性痛覚抑制系の機能が減弱し、痛みに対する過敏性が増すことがわかっています。

痛みに対する不安や恐怖から体を動かさないでいると、脳内でのドパミンや脳内麻薬オピオイドの分泌が減り、さらには下行性痛覚抑制系の機能が低下し、かえって痛みの感じ方が強まってしまうことが科学的にわかっているのです。ですので、「これだけ体操」などを利用し腰を動かすことへの不安と恐怖を克服すること、そして、痛みがあってもウォーキングをはじめとする全身的な有酸素運動習慣により、自身でほどよくエンドルフィン（脳内麻薬）を分泌することが、理にかなった腰痛セルフマネジメント法と言えるのです。もちろん、ちょっと動くだけでも痛みを強く感じる痛覚過敏が疑われる状態では、医師と相談し、下行性疼痛抑制系の機能を改善する薬を上手に取り入れるとよいでしょう（51ページ参照）。

「楽観脳」と「悲観脳」

大切な試合で高いモチベーションを保った状態でスポーツ競技を行っているとき、相当な打撲傷を受けても、ほとんど痛みを感じずプレーを続けられる選手が少なくありません。これは、前述したドパミンシステムと下行性痛覚抑制系が十分に機能しているためと思われます。しかし、試合が終わり、腫れ上がった患部を見て不安が強まると、もはやこれらの内因性の疼痛抑制機構は働きをやめてしまい、患部を動かせないほどの痛みを感じるでしょう。

現在のフィギュアスケート界のヒーローである羽生結弦《はにゅうゆづる》選手が、本番前のアクシデントで他の選手と接触事故にあっても、満身創痍《そうい》でパフォーマンスを披露し感動を呼びましたが、帰国時は車イス状態であったことは、皆さんの記憶に新しいのではないでしょうか。

一方、「自分にとって今の痛みの状況がこれ以上続くのが得か損か」によって、これらのシステムの作動状況が変化することもあります。たとえば、格闘技の選手が試合中に相手から激しい投げ技や打撃技を被《こうむ》ったとしても、このまま試合を放棄してしまえば、オリンピックの代表に選ばれる目がなくなるとか、もらえる報酬が大幅に減るといった状況があるとしたら、内因性の疼痛抑制機構が最大限に作動するでしょう。一方、関節技をかけられ、このまま耐え続けると関節が脱臼してしまい、長期の戦列離脱や選手生活の継続危機にみまわれる可能性があると脳が感知する、つまり「これ以上耐えることは損になる」と判断した場合は、内因性の疼痛抑制機構は一気に作動を中止してしまうとも考えられます。

『脳科学は人格を変えられるか?』（文藝春秋）などの著書があり、NHK Eテレ『心と脳の白熱教室』にも登場したオックスフォード大学感情神経科学センター教授のエレーヌ・フォックス氏は、ネガティブな心の動きを担当する脳の回路を「レイニーブレイン（悲観脳）」、ポジティブな心の動きを担当する脳の回路を「サニーブレイン（楽観脳）」と呼んでいます。そして、悲観脳では、扁桃体が無駄に興奮してしまっており、楽観脳では、側坐核という部分がほどよく働いている状態とも表現しています。

「恐怖や不安を感じる脳」である扁桃体に対して、「やる気を引き出す脳」と言われているのが側坐核です。とてもわかりやすい表現ですので、私も一般の方や患者さんへの説明ツールとして、たとえば以下のように用いています。

あなたが、痛みや動くことへの不安や恐怖を強め、扁桃体を無駄に興奮させてしまうと、〝痛みの悪循環大王〟の思うつぼです。まさに雨状態《レイニー》の悲観脳となり、内因性のドパミン、オピオイド分泌は滞り、「下行性痛覚抑制系」も機能しなくなりますので、「動くとすごく痛みを感じるから、動かないほうがいい」という思考と行動が強化されてしまいます。

【コラム・痛みの悪循環】

痛みは体の異常を知らせる危険信号ですから、ずっと鳴り続けることはありません。ケガや病気が治れば痛みも消えるのが普通です。

ぎっくり腰を例にとれば、鎮痛薬を数日きちんと使って痛み感覚や炎症をおさえ、不安を持たず、多少痛くても適切に体を動かし、できるだけ普段通りに仕事を淡々とこなしていれば、通常は数週間以内に痛みは完全に治まり、仕事や日常生活に支障なく動ける状態になるでしょう。

しかし、「鎮痛薬を適切に使わない→動いたときに痛みが増すという不安→痛みを恐れて安静を保つ」といった不適切な行動によって、痛覚過敏の状態が生じてしまうことがあります。

海外の研究から、腰痛を患ってしまった人で、ベッドで安静にする傾向があるのは、

「痛みの強さ」よりも「動くことへの不安や恐怖心」が強い人であり、安静にしすぎた人ほど、その後の生活や仕事への支障が長引くことがわかっています。一方、安静による「不動化」は、筋肉の膜の軽い炎症や、痛み閾値《いきち》の低下を招いてしまうことが示唆《しさ》されています。

そうなると、脳の神経に痛みの信号が増幅して伝えられるようになり、扁桃体が過剰に興奮してしまいます。情動に影響を受ける扁桃体や海馬《かいば》といった部分では、不安や恐怖の記憶を強め、痛みのシグナルをさらに増幅してしまいます。

たとえば、荷物を持ち上げたときにぎっくり腰を発症した場合、重そうな荷物を見るだけで恐怖と不安の感情が湧き出てきて、痛みを感じるようになりますし、荷物を持とうとするだけで背中や腰の筋肉が過剰に緊張してしまいます。仕事上のさまざまなストレスや負担感も「不快な情動」、ひいては痛みの信号と認識されて、もう椎間板の線維輪や腰の関節の傷が治っているのにもかかわらず、腰痛を感じてしまうということが起こります。

このような状態では、当然ながら、前述した中脳辺縁系のドパミンシステムと下行性疼痛抑制系がうまく機能しなくなっています。脳機能が不具合を生じてしまっている痛みですので、主に組織の炎症を抑える薬であるNSAIDsの効果が出にくくなります。さらには、扁桃体が無駄に興奮している悲観脳状態で、側坐核に加え前頭前野の働きが鈍ってしまいますので、行動意欲も低下してしまいます。慢性腰痛の患者さんは脳の側坐核と前頭前野の働きが低下している可能性が示されています。

腰の痛みがすっきりしないうえに意欲が低下している状態では、「運動をしよう」「積極的に体を動かそう」という前向きな気持ちがなかなか起こりません。体を動かさなくなることで筋肉や関節は硬くなり、血液の流れが悪くなります。その結果、疲労物質がたまり、発痛物質が発生しやすくなり、ますます体を動かさなくなるという、不適切で不健康な状態から抜け出せなくなるのです。

原因のわからない痛みが続くと「どこが悪いのだろう」「よくない病気なのではないか」とさらに不安になると思いますが、このように、実際には腰の組織に重大な問題があるというより、脳の機能の不具合を作り出してしまった結果なのです。ですので、過剰な不安を持たず、痛みと相談しながら「体を動かす」という適切な健康行動を取りつづけることが、極めて重要なのです。

恐怖する脳「扁桃体」

痛みを不快と感じる扁桃体の働きについて、少し詳しく述べていきたいと思います。

まず、脳には、本能を司る「古い脳」と、知性、思考を司る「新しい脳」と言われる部分があります。専門的に言いますと、古い脳は「大脳（中脳）辺縁系」と呼ばれ、扁桃体はこの中に位置しています。この系は、食欲、性欲、睡眠欲、意欲、そして、喜怒哀楽、情緒、神秘的な感覚、睡眠や夢、さらには、記憶や自律神経活動に強く関与しています。

なかでも、海馬と扁桃体はこの部分の主要な構成要素で、海馬は主に記憶に関与し、扁桃体は情動にかかわっています。また、側坐核という部分はドパミンで満たされており、前述したように、痛みを抑えるために働くとても重要な部分でもあります。

扁桃体は別名を「恐怖する脳」とも言われており、悲観的に感じるときほどその機能が高まります。国立精神・神経医療研究センター神経研究所元部長の湯浅茂樹先生によると、実際に、扁桃体が恐怖や嫌悪のような感情との関連性が強いとのことです。

「恐怖条件づけ」という動物実験をご存じでしょうか。

この実験では、まず動物に音や光のような単純で明確な手がかりを、条件刺激として与えます。それに続いて、嫌悪刺激である足への電気ショックを無条件刺激として与えます。これを数回組み合わせることで「恐怖条件づけ」が成立し、数日後、単純な条件刺激を提示するだけで扁桃体が興奮し、動物は電気ショックが来ることを恐れてすくみあがってしまうのです。

また、トラウマ（心的外傷）にも扁桃体が関与していると言われています。

トラウマとは、わかりやすく言えば「心の傷」のことです。大きな災害に遭ったり、虐待を受けたことなど、さまざまなことがきっかけで心身に不調が表れてしまいます。

「トラウマと脳」の関係も数多く研究されてきましたが、心的外傷後ストレス障害（PTSD）の人は、健常な人と比較して、痛み刺激で扁桃体と海馬付近の活動が高まるという報告があるなど、トラウマにともなう不安や恐怖、苦悩といった感情は、当然ながら、恐怖する脳「扁桃体」の過活動をもたらすと考えられています。このようなトラウマは、慢性の痛みにも強く影響し得ることも報告されています。

セロトニンの分泌低下でも腰痛に

「セロトニン」という名称を聞いたことがある人は多いのではないでしょうか。セロトニンもまた、ドパミンと同様、脳内にある重要な神経伝達物質の一つです。神経伝達物質とは、外部からの情報を神経から神経へと伝達する物質のことで、少なくとも100種類以上あると言われています。

セロトニンを分泌するセロトニン神経は、快適かどうかを感じる神経をコントロールしつつ、精神的な安定に関与しています。セロトニンが不足すると精神のバランスが崩れて、過剰にイライラし暴力的になったり、うつ病を発症しやすくなると言われています。

また、セロトニンは光にもよく反応し、睡眠の質やリズムにかかわるホルモンであるメラトニンを作る材料にもなります。交感神経に働きかけて、朝の目覚めをよくする働きもありますので、セロトニン神経の機能低下はうつ状態だけでなく、良質な睡眠に障害をもたらしてしまう可能性があるのです。

慢性腰痛で悩まれている方に少なくない慢性的なストレスを抱えているようなケースでは、ドパミンやオピオイドだけでなく、脳内のセロトニンの分泌低下が起こっている可能性が高いと言えるでしょう。

『うつは自分で治せる』（渡部芳徳／主婦の友社）によれば、セロトニン神経から送り出されたセロトニンは脳のシナプスの受容体に取り込まれて作用しますが、それは放出されたセロトニンのほんの一部であるとのことです。残りの80％前後は、再利用のために元のセロトニン神経の先端部に再び取り込まれ、次の放出に備えられます。ところが、精神的なストレスがかかると、コルチゾールという物質（ストレスホルモン）の分泌が増えて、セロトニンの取り込み口をふさいでしまうというのです。

うつ病の患者さんの場合、コルチゾールが健常な人に比べて増加していることがわかっており、このことが脳内のセロトニン不足をもたらしてしまいます。

一方、慢性の重い腰痛の背景には「うつの傾向」があることが知られています。最近の私たちの分析では、慢性腰痛でうつ傾向が強い人のほうが、ＱＯＬが低く、労働生産性も落ちていることがわかっています。また、私たちの複数の分析結果から、腰痛で生活や仕事に支障のある労働者は、腰痛だけでなく、うつにともなう複数の身体症状があることが多いこともわかっています。つまり、前述した「身体化」です。

具体的には、慢性頭痛や肩や首の痛み・こりを抱えていたり、めまいや耳鳴りがあったり、胃の調子が悪かったり、下痢や便秘があったり、体のほてり感があったりといった具合です。これらの症状は、いわゆる自律神経失調症様の症状であり、セロトニン神経の機能低下も深く関係している場合が少なくないと考えられます。

セロトニンの分泌低下は、前述したレイニーブレイン（悲観脳）状態をもたらし、最高次の精神活動を担《にな》っている前頭前野の機能の低下にも関与します。前頭前野は、目的や目標を持って行動する（目標指向行動）ために重要な役割を果たす部位でもあり、これらの機能低下は意欲のない後ろ向きの人間像を形成してしまいます。

なお、こうした脳機能の不具合は、一般的に行われる検査では簡単にはとらえ切れません。腰痛が脳機能の不具合によって起こっている可能性を疑うポイントについてはこのあと解説します。

脳の働きについては、まだ解明されていないことが多いのも事実ですが、『ＮＨＫスペシャル』でも紹介されたように、そのメカニズムは最先端の脳機能的画像法を用いた研究などで明らかになりつつあります。

脳から来ている腰痛の見分け方

一般の診療で脳機能の不具合を画像診断することは、現在のところ難しいのですが、患者さんへの問診や触診により、ある程度の推察が可能です。

腰痛に、脳機能の不具合がどのくらい関与しているかということは、患者さんごとに違います。また、腰痛の原因には、脳だけでなく、姿勢の悪さなどによる「腰自体の不具合」から来るものもたくさんあります。つまり、「脳機能の不具合」と「腰自体の不具合」を併せ持っていることが多く、その割合も人それぞれですし、同じ人でも精神的ストレスや腰自体にかかる負担にどの程度晒されたかによって違ってきます。

まず、ご自身が「脳機能の不具合」と「腰自体の不具合」のどちらの傾向が強いかを診断することが大切です。これは患者さんご自身でもある程度チェックできるものですので、参考にしていただければと思います。

両者の見分け方ですが、まず簡単なものとして、痛みの出方についての違いがあります。腰自体の不具合から来ている場合は、「長い時間座っていたり、前かがみの姿勢や持ち上げ動作をしていると腰痛を感じやすいが、歩いているときには感じない」というように、姿勢や動作と症状の関係がはっきりしていて一貫性があります。また、「まったく痛くない姿勢」が必ずあるという点も特徴です。

これに対して、脳機能の不具合が関与している場合は、「姿勢や動作」と「痛み」との関係性がはっきりとは見られません。一方で、自分の腰痛を振り返ったときに、「そういえば、仕事でストレスがかかったときや憂鬱な気分になったときに痛みが強くなったな」とい

「物理的な問題(腰の不具合)」か「脳機能の不具合」か?

物理的な問題
●「姿勢・動作」と「腰痛」の関連性が明確、かつ一貫性がある
●まったく痛くない姿勢が必ずある

脳機能の不具合
●「普通ならそんなに痛くないだろう」という刺激で、すごく痛がる
●身体化を疑う身体症状が複数ある。あちこち痛い

うことがよくあります。

医師の立場から見た場合、それほど痛いとは思えない姿勢や刺激にもかかわらず、患者さんがすごく痛がるのも特徴と言えます。前述した「内因性の疼痛抑制機構」が働いていない、いわゆる痛覚過敏の状態です。

そのような患者さんでは、「痛みに対する不安や恐怖で腰を動かせない」↓「脳が痛覚過敏になる」↓「体を動かさなくなり、腰の筋肉の状態も悪くなる」↓「腰痛が再発しやすくなる」といった恐怖回避思考〝ウイルス〟感染状態の悪循環に陥っている場合も少なくありません。

恐怖回避思考ウイルス感染チェック

次ページの表は、ご自身が恐怖回避思考・行動モデルの悪循環に陥っている（たとえれば、恐怖回避思考ウイルスに感染している）かどうかを把握するのに便利な質問票です。

4項目以上該当したら、恐怖回避思考ウイルスに感染していると判定しています。私の現場感覚では、いちばん上の設問、あるいは3番目の設問のどちらかにチェックが入って3項目以上に該当した方も要注意で、「恐怖回避思考」に陥っている可能性が高いと言えるでしょう。

該当する方は、特に、腰痛に関する正しい知識を頭にしっかりと刷り込み、腰を大事にしすぎず活動的で健康的な行動を増やすことで、状況が好転する可能性が十分にあります。『NHKスペシャル』の映像を観ていただいたキャンペーンは、まさにこれに当たり、いわば恐怖回避思考ウイルス感染に対するワクチンでした。

また、「これだけ体操」は、腰を動かすことへの不安と恐怖に対する曝露《ばくろ》療法として、簡便かつ早期に効果を実感しやすい治療手段でもあるのです。

恐怖回避思考の〝ウイルス〟感染チェックリスト

ここ2週の間のことを考えて、次のそれぞれの質問に対するあなたの回答に印（☑）を記入してください

	はい（1点）	いいえ（0点）
① この腰の状態では活動的になるのは危険だと思う	□	□
② 心配事が心に浮かぶことが多かった	□	□
③ 私の腰痛は重症で、けっしてよくならないと思う	□	□
④ 以前は楽しめたことが、最近は楽しめない	□	□

⑤ 全般的に考えて、ここ2週の間に腰痛をどの程度わずらわしく思いましたか？

全然（0点）	少し（0点）	中程度（0点）	とても（1点）	極めて（1点）
□	□	□	□	□

＊合計4点以上⇒恐怖回避思考に陥っている可能性が極めて高い

出典：Keele STarT（Subgrouping for Targeted Treatment）Back／
Hill JC, et al. Arthritis Rheum 59, 632-641,2008／
日本語版：松平浩ほか 日本運動器疼痛学会誌 5,11-19,2013 を改変

腰痛以外にもさまざまな不調が……

脳機能の不具合が要因になっている腰痛の特徴として、腰以外にも、心理的ストレスが原因と思われる体の不調を訴えやすいというものがあります。前述の通り、専門的には「身体化」と言われるものです。

腰痛のほかに「頭痛がある」「胃の調子が年中よくない」などの訴えです。「めまい、耳鳴り」「息苦しさ、動悸」「下痢、便秘、吐き気を含む胃腸の不調」といったものから、「肩こり」「手足のしびれや筋肉の痛み」「腰痛、背中の張り」など運動器の症状としても表れます。

また、「睡眠障害」や「疲労感」も訴えの多い症状で、その場合、「うつ状態」に陥っている方も少なくありません。

こうした不調をなんとかよくしようと、患者さんはさまざまな診療科を受診するのですが、検査で明らかな病気は見つからないことが少なからずあります。というのも、こうした症状は主に心理的ストレスが引き金となって脳機能の不具合とともに起こる自律神経失調症様の症状と考えられているからです。具体的には内臓や血管の働きを司る自律神経が正常に

身体化の主な症状

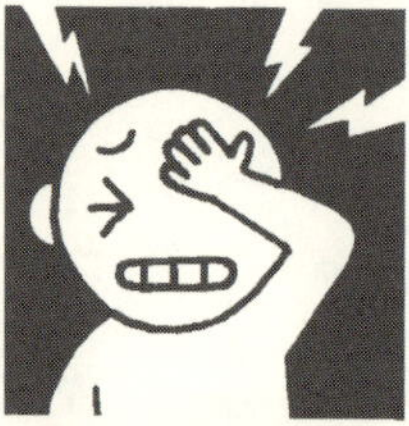
頭痛

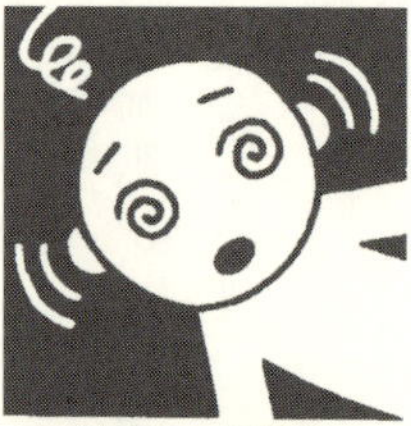
めまい、耳鳴り

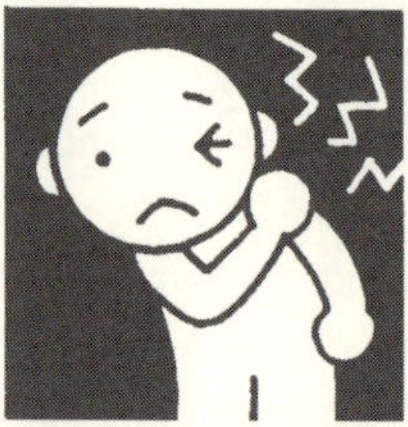
肩こり

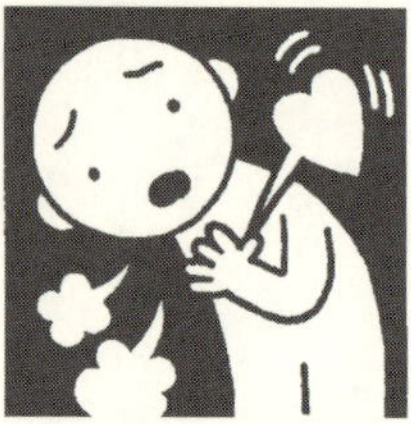
息苦しさ、動悸

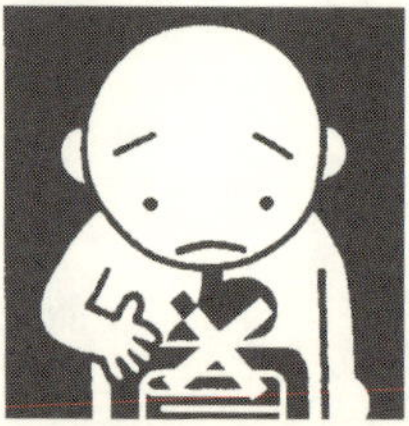
胃腸の不調

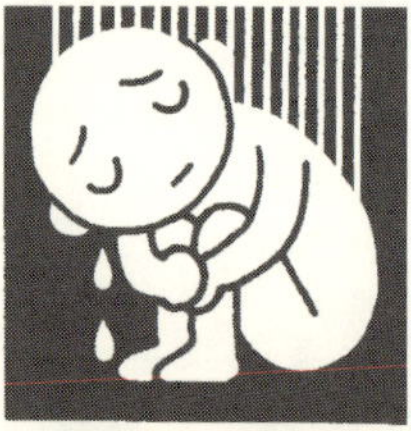
睡眠障害、疲労感

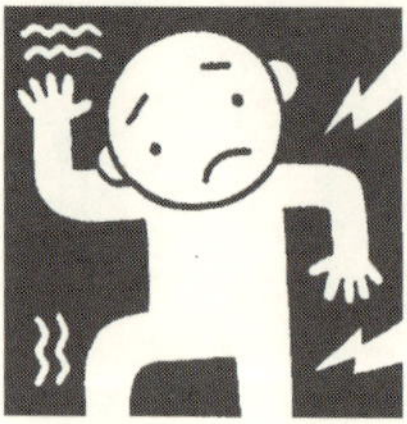
手足のしびれ、筋肉痛

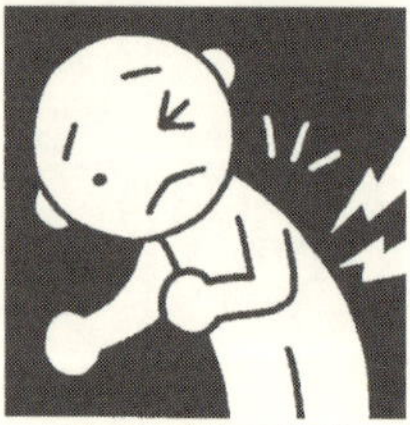
腰痛、背中の張り

働かなくなったために生じる症状です。

もし、過去１ヵ月の間にこうした症状が腰痛以外に２つ以上あれば、「恐怖回避思考のチェック表」の点数にかかわらず、脳の機能不具合および自律神経系のアンバランスが関連している腰痛である可能性もあると言えるでしょう。

身体化がある腰痛の患者さんの場合、そうでない方に比べると、ストレス対処能力を身につけるなど、脳機能や自律神経機能を意識したアプローチも必要になりますので、よくなるにはそれなりの時間が必要となります。

しかし、きちんと対策を講じていけば状況は必ずよくなりますので、心配しすぎず、希望を持っていただきたいと思います。

腰痛はこれほど日常生活を脅かす

近年、「身体化」のように「苦痛を感じて日常生活に支障をきたす身体症状があるが、明らかな身体的・器質的な原因として症状を説明できない」病態に対して、「ＦＳＳ(Functional somatic syndrome)」という概念が提唱されてきています。日本語に訳すと、やや難しくなりますが、「機能的な問題に由来する身体症状が表れる症候群」となります。

ちなみに「器質的」というのは、臓器などの器官に明白な病気や損傷などが起こっている状態のことです。一方、「機能的」というのはそうした異常ではなく、今まで述べてきた目に見えにくい脳機能、および自律神経機能などが関係したものを指します。

具体例を挙げると、たとえば骨折があって腰痛が起こっている場合は「器質的原因のある特異的腰痛」です。一方、このような問題が見つからず原因不明とされてしまう非特異的腰痛の一部は、脳機能の不具合による痛覚過敏や自律神経のアンバランスにともなう過度な筋緊張といった「機能的原因」から起こっているととらえることができます。

ＦＳＳに含まれる代表的なものとしては、頑固で慢性的な痛みが特徴の線維筋痛症があり、前述した中脳辺縁系のドパミンシステムの異常といった脳機能の不具合が関係していることが指摘されています。

なかなかよくならない腰痛に苦しみ、強い心理的ストレスを抱え、なおかつ腰以外の体の不調を感じている方は、左の表（ＳＳＳ-８）をチェックしてみてください。ＦＳＳの疑いがあるかどうかがわかります。数値が高いほど、ＱＯＬ（生活の質）に影響し、自覚的ストレスの程度や抑うつとも関係します。12点以上は、要注意の身体症状があると考えていただきたいのですが、16点以上だと、かなりＦＳＳである可能性が高いといえます。ちなみに、

身体症状スケール日本語版（Somatic Symptom Scale-8）

最近1週間を通して、以下の体の問題について、どの程度悩まされていますか？

	ぜんぜん悩まされていない	わずかに悩まされている	少し悩まされている	かなり悩まされている	とても悩まされている
1．胃腸の不調	□0	□1	□2	□3	□4
2．背中、または腰の痛み	□0	□1	□2	□3	□4
3．腕、脚、または関節の痛み	□0	□1	□2	□3	□4
4．頭痛	□0	□1	□2	□3	□4
5．胸の痛み、または息切れ	□0	□1	□2	□3	□4
6．めまい	□0	□1	□2	□3	□4
7．疲れている、または元気が出ない	□0	□1	□2	□3	□4
8．睡眠に支障がある	□0	□1	□2	□3	□4

出典：Gierk B et al.JAMA Intern Med 174:399-407,2014の日本語版／日本語版：松平浩ほか／心身医学，2016

日本人の平均は4点です。

なお、7、8問目の「疲れている、または元気が出ない」と「睡眠に支障がある」の両方とも3点で、前に紹介した恐怖回避思考チェック票の4問目「以前は楽しめたことが、最近は楽しめない」が「YES」なら、高度抑うつ状態であると言えます。早めに周囲の信頼できる人に相談するとともに、メンタルヘルスの専門クリニックなどを受診しましょう。

【コラム・線維筋痛症や機能性ディスペプシア】

FSSには、非特異的な慢性腰痛もそうですが、線維筋痛症や慢性疲労症候群、機能性ディスペプシア、過敏性腸症候群と呼ばれる病気や症候群などがあります。

線維筋痛症は全身に激しい痛みが起こる病気です。血液検査でも、CTスキャンやMRIなどの画像診断でも明らかな異常は発見できませんが、原因の一つとして側坐核へのドパミンの分泌機能の低下が指摘されています。

機能性ディスペプシアは胃の痛みや胃もたれ、みぞおちの痛みなど、さまざまな症状があるにもかかわらず、内視鏡検査を行っても特別な病変が見つからないものです。

過敏性腸症候群は、若い男性に多く見られることが知られています。こちらも、検査を行っても、炎症や潰瘍など、目に見える異常が認められないのに、下痢や便秘、下腹部の張りなどが起こる病気です。機能性ディスペプシアとともに、内臓系の機能的疾患の代表選手です。

緊張型頭痛や非特異的な胸の痛みとされる心臓神経症もＦＳＳの一つと言われています。

頑固な肩こりをともなうことの多い緊張型頭痛は、比較的多くの方が経験しているのではないでしょうか。脳や体には特に異常がないにもかかわらず、首筋や肩のこりなどとともに、後頭部の鈍痛が表れるのが特徴で、精神的ストレスによる筋緊張との関連が強いとされています。

ＦＳＳでは、慢性腰痛も含め、これらの複数の病気や症候群が合併していることがすくなくないとも言われています。

第３章　腰痛を改善に導く「これだけ体操」

「これだけ体操」の目的とは

「腰痛持ち」から卒業するには、「心配しすぎ、大事にしすぎは禁物！」がキーワードです。さらには、「非特異的腰痛に、安静のしすぎは百害あって一利なし！」と断言します。

「医師に『椎間板が痛んでいる』と言われて、もっと悪化するのではとても心配……」「これ以上悪化させないために、腰を大事にせねば……」という考え方や行動が脳機能の不具合を引き起こし、すでに腰自体の傷は治っているのに、痛みを感じ続ける場合があることは、これまで述べてきた通りです。

「これだけ体操」は、体操とは言えないくらいの簡単な動作です。詳細はこの章でイラストを交えながら説明しますが、おおよそ次のような方法で行っていただきます。

まずは、肩幅よりちょっと広めに足を開き、お尻に手を当て、ひざを突っ張ったまま骨盤を前に押して、少し上体を反らしてみてください。もしかしたら「なんだか怖いし、腰が痛む感じだし嫌だな……」と感じられるかもしれません。しかし、実はそうなったらしめたものです。この後に示す正しいフォームで「これだけ体操」を実践してみてください。

「怖くて痛いしやりたくない動きを、あえてやってみる」→「多少痛むが反らすことができた」↓「腰を元に戻せば痛みは引く」↓「なんだ、腰を動かしても大丈夫なんだ！」という感覚が、「脳のリセット効果」を生みます。

『ＮＨＫスペシャル』で、「脳のリハビリ作戦」と称された所以です。

腰痛借金を作らないようにする

体操のもう一つの大切な目的は、「腰自体の不具合」の調整、言い換えれば「腰痛借金」の解消です。さて、「腰痛借金」とはなんのことでしょう……？

私たちは子どもから大人まで、気がつけば前かがみの姿勢をとって生活していると思いませんか？　パソコンやスマホの普及は、この傾向に拍車をかけていると言えるでしょう。

こうした普段のなにげない姿勢でも、椎間板には思いのほか大きな力が加わっています。最も負荷がかかりやすいのがウエストライン（ベルトの位置）の部分です。米国の信頼できる実証研究結果によると、下半身を支える腰椎の４番目（Ｌ４）と５番目（Ｌ５）の間にあるＬ４／５椎間板には、無防備に前にかがむだけで、なんと２００kgのものが載っているくらいの負荷（専門的には２００kg重という単位の圧縮力）が加わってしまいます。お相撲さん１人が椎間板に乗っかっているイメージですね（腰椎の構造は34ページ参照）。

現代人は「腰痛借金」がたまりやすい

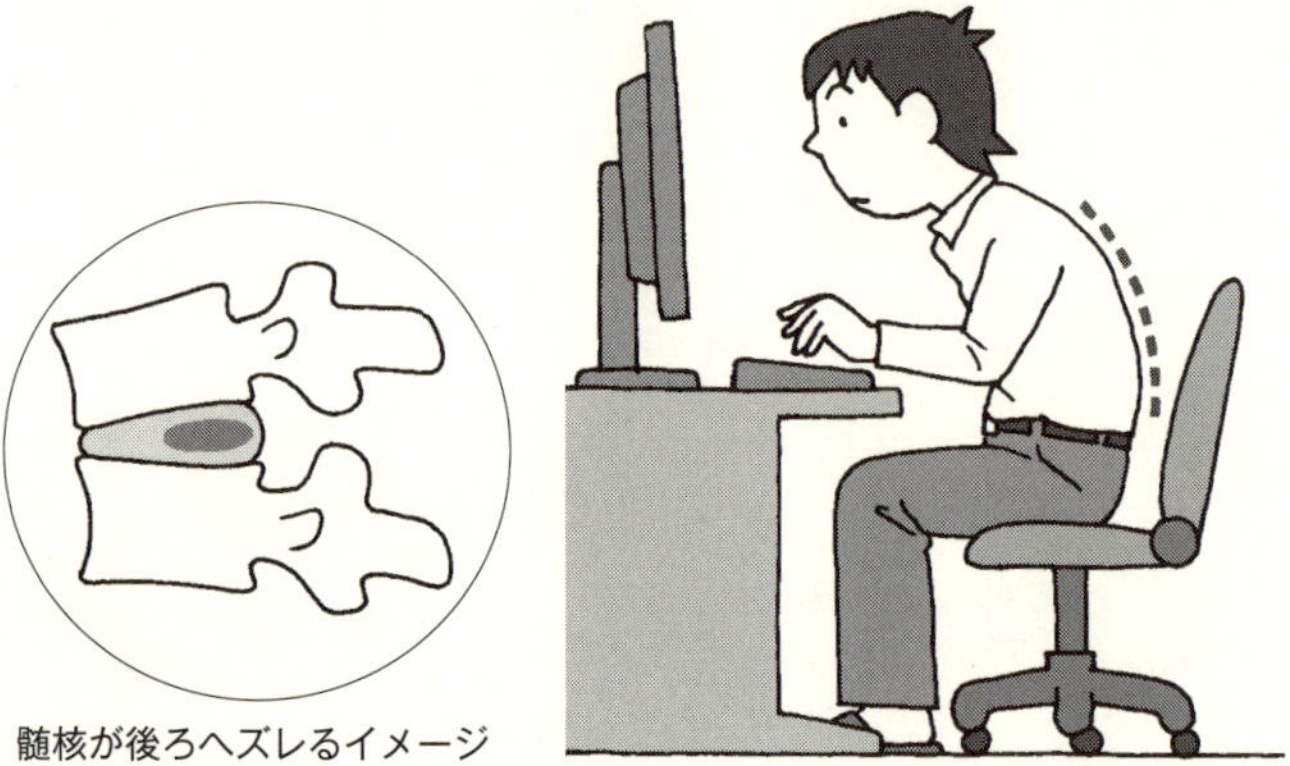

髄核が後ろへズレるイメージ

今度は、床にいる小さなお子さんを無防備に抱っこするシーンをイメージしてください。20kgの荷物を悪い姿勢のまま持ち上げるときには400kg重以上、お相撲さん2人分の負荷がかかります。米国の国立労働安全衛生研究所によれば、340kg重の負荷がかかると、腰の組織にダメージを与えるリスクが高まるとのことです。

私は、このように猫背・前かがみ姿勢にともなう主にL4／5椎間板へかかる負担を「腰痛借金」と呼んでいます。負荷が強まり、髄核が大きくズレて線維輪を傷つけた状態が「ぎっくり腰」、髄核がさらにズレて線維輪よりも外側に飛び出し、神経を刺激してしまった状態が「椎間板ヘルニア」です。

これらを腰への負担にかかわる「二大事故」とし、私は「事故を未然に防ぐために、腰痛借金をためないようにしましょう！」と啓発しています。

この「腰痛借金」を返済する最も手軽な方法でもあるのが、「これだけ体操」です。

実証されている体操の効果

「これだけ体操」は、私が臨床での経験上、効果を実感しているマッケンジー法（ニュージーランドの優れた理学療法士であるロビン・マッケンジー先生が構築した理論）に基づいた体操メニューです。この体操を行うと、腰の筋肉の血流がよくなることもわかっています。

私は「これだけ体操」を今まで数多くの職場に紹介してきました。特に密に連携をとらせていただいたのが、社会福祉法人の介護現場で日々活躍されている方々です。

研究も兼ね最初に連携したのは、鳥取県米子市に本部がある「社会福祉法人こうほうえん」でした。「これだけ体操」を習慣化してもらう仕組みを作ったグループは、なにもしなかったグループと比較し、集団の腰痛状況を改善することに成功しました。職員の皆さんで毎朝の「これだけ体操」を継続していただいており、関連施設の鳥取市「いなば幸朋苑《こうほうえん》」では、「これだけ体操」の実践による腰痛対策に対して、平成26年度鳥取県福祉研究学会の鳥取県知事賞（最優秀賞）を受賞されました。労働基準局からも高く評価されていると聞いています。ちなみに、いなば幸朋苑」は前述した『ＮＨＫスペシャル』において、介護の現場映像の撮影でも多大なご協力をいただきました。

長野県信濃上小《じょうしょう》地区にある「依田窪《よだくぼ》福祉会」「みまき福祉会」「大樹会《だいじゅかい》福祉施設ベルポートまるこ」の3社会福祉法人とも共同研究も兼ねて連携し、こうほうえんと同様に、「これだけ体操」の集団実践の効果を示すことができました。『ＮＨＫスペシャル』では、みまき福祉会が「腰ベルトが不要になった施設」として本編で紹介されていました。

その後は、同じく『ＮＨＫスペシャル』の撮影でも協力いただいた医療社団法人容生会《ようせいかい》をはじめ、一般財団法人京都工場保健会、ＴＯＴＯ茅ヶ崎工場、沖縄のハートライフ病院、いくつかの労災病院などで「これだけ体操」が導入されています。

『ＮＨＫスペシャル』の後、ＮＨＫ Ｅテレの3番組（『団塊スタイル』『チョイス＠病気になったとき』『まる得マガジン』）や朝日新聞でも繰り返し紹介されたこともあり、多くの方々が生活に取り入れてくださりつつあるという手ごたえを感じています。それでは皆さん、「これだけ体操」の正しいフォームを身につけ、実践してみましょう！

実践「これだけ体操」

最重要！「基本のこれだけ体操」～腰を反らす体操～

まずは、基本の腰を反らす「基本のこれだけ体操」からスタートです。

文字通り、まずは「これだけ」は覚えていただきたいメニューです。息を吐きながらゆっくりと正しいフォームでしっかり行うことがとても重要です。詳しい方法は１０４ページからイラストを交えてわかりやすく説明いたしますが、ここでは重要なポイントや注意点だけを押さえておきましょう。

両手をお尻に当てる位置と指の方向、骨盤をしっかり押し込むこと、ひざは曲げないこと、あごが上がらないこと、そして息を止めないことに留意してください。

慢性の腰痛持ちの方は、「反らして3秒保つ×10回」から始めましょう。怖がらず、徐々に手での骨盤の押し込み具合を強めていきます。反らした際に、腰に痛みを感じても、元に戻して10秒以内に痛みが引けば、気にしなくて大丈夫です。逆に、反らしたときの違和感や痛みは、借金がたまっている証拠だと思ってください。

もし、腰を反らした後に10秒以上痛みの余韻が残るようなら、骨盤を押し込む負荷がスタートの段階としては強すぎた可能性があります。稀ではありますが、10分経っても痛みが引かないようなら、その後体操は行わず、一度、整形外科で特異的腰痛の可能性がないかを検査されたほうがよいでしょう。

また、腰を反らした際に、痛みやしびれが太ももやふくらはぎ・すねのほうに放散する、あるいは腰部から遠く（お尻や太もものほう）に移動するという場合も、体操を中止して整形外科医に相談してください。この場合は、脊柱管狭窄症による坐骨神経痛である可能性がありますす（これらの特異的腰痛については第5章で説明します）。

ちなみに、この体操は非特異的腰痛の方が主なターゲットです。特異的腰痛の方は医師の指示に従って治療を受けてください。

始める前に、一度だけご自分がどのくらい前屈できるか、また、前屈する際に腰痛を感じるか確かめてから行うとよいでしょう。最後の10回目に反らす際に、1回目よりやりやすくなったり、その後、前かがみをしてみたら体操開始前よりも楽に曲がることが実感できたなら、この体操があなたにとても合っていると思ってください。

なお、腰をわずかでも動かすことができない、または、痛みが怖くて、立って腰を反らす姿勢がとれないという方は、118ページで紹介する、うつぶせの姿勢で体を反らす「ぎっくり腰体操」から始めてみましょう。これは文字通り、ぎっくり腰で動けなくなってしまったとき少しでも動けるようになるための「ウラ技」的体操ですが、慢性の腰痛で腰があまり反らせないという方にも有効です。最初はわずかでもけっこうです。調子を見ながら、少しずつ反らす角度を大きくし、ある程度できるようになったら、通常の「これだけ体操」にチャレンジしてみてください。

現在、腰痛にそれほど困っているわけではないという方にも、この体操は「予防」として役立ちます。猫背が続いた後に、しっかり1回だけ行うことを習慣化するとよいでしょう。その際は、腰に違和感を覚えるまで骨盤をしっかりと押し込んでください。

体操に適した時間帯は特に決まっているわけではありませんが、まずは「朝」をお勧めします。なぜなら、睡眠から覚めたばかりの時間帯は、腰がこわばった状態になりがちですし、身体反応も低下しています。職場でのぎっくり腰は午前中に発症しやすいという厚生労働省のデータがありますので、予防体操の導入は、間違いなく「朝」がお勧めです。歯みがき前や仕事前にぜひ1回でよいので「朝の貯金」をしてみてください。

たったの3秒反らすだけ！

基本のこれだけ体操

～腰を反らす体操～

1 足を肩幅よりやや広めに開き、ひざを伸ばし、リラックスして立ちます

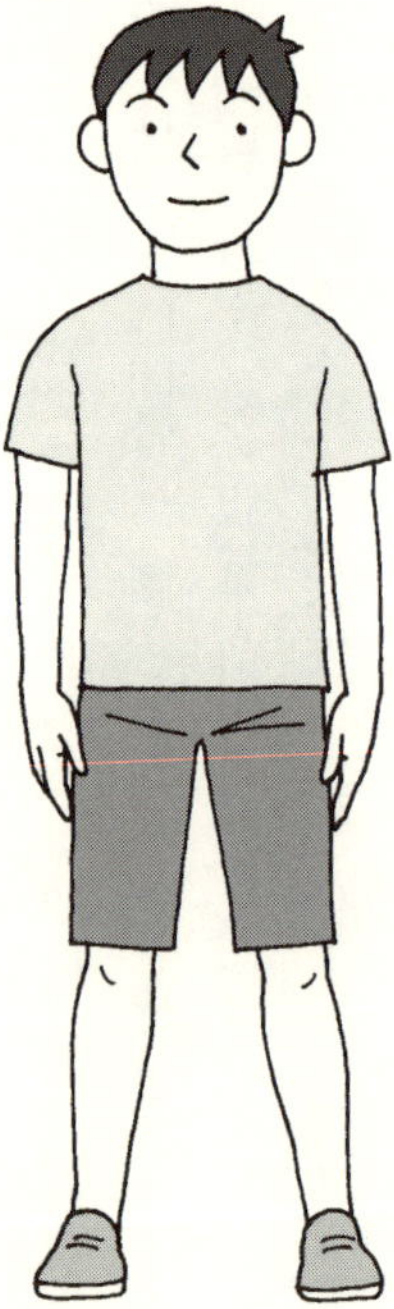

2 両手をお尻に当て、指は「下向き」にそろえます

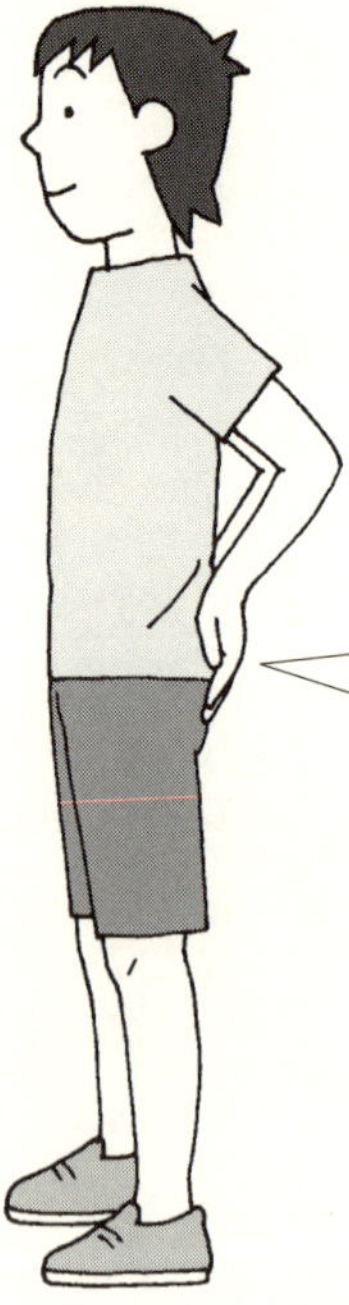

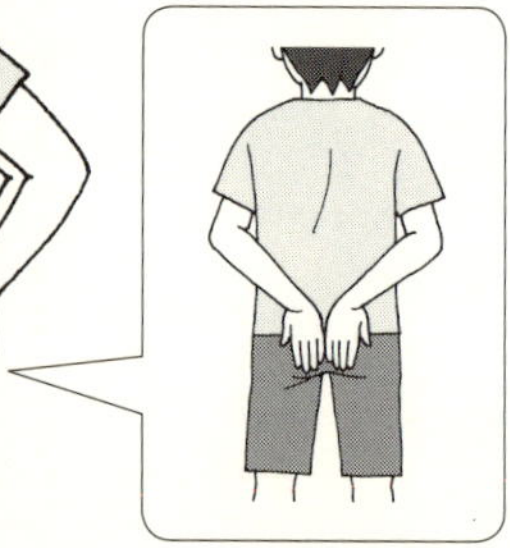

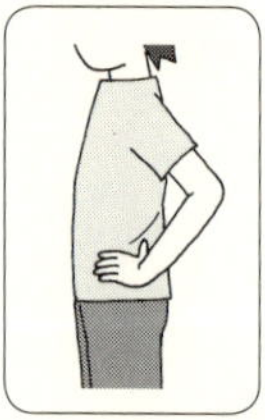

✖ 腰に手を当てるのはNG！

3 息を吐きながら、上体をゆっくり反らします。この姿勢を３秒間キープしたら、ゆっくり元に戻します

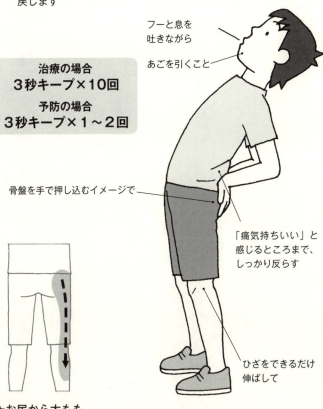

治療の場合
３秒キープ×10回
予防の場合
３秒キープ×１～２回

フーと息を

あごを引くこと
骨盤を手で押し込むイメージで
「痛気持ちいい」と
感じるところまで、
しっかり反らす
ひざをできるだけ
伸ばして

★お尻から太もも、あるいはふくらはぎにかけて痛みやしびれを感じた場合は中止してください

●回数を重ねるごとに骨盤への押し込みを強め、反らす角度を少しずつ大きくしていくとより効果的です

意外と役立つ！「これだけ体操 横バージョン」〜腰を横に曲げる体操〜

イスに座るとどちらかの脚だけ組んでしまう、片側ばかりで荷物を持つ、といった左右が少々アンバランスになる姿勢のくせは誰にでもあるものです。この状態を放置すると、知らず知らずのうちに「横借金」がたまってしまいます。

この体操は、体幹《たいかん》の左右のバランスを整え、「横借金」を解消するためのものです。まずは左右1回ずつ同じように行ってみて、左右を比べて違和感があったり曲げにくかったりするほうがあれば、そちらだけ5回続けて行います。「基本のこれだけ体操」と同様、やはり少しずつ骨盤の押し込み具合を強めていき、痛みを我慢できる限界のところで5秒間保つのがコツです。

とても簡単な体操ですが、2〜3日に1回だけチェックして体幹の左右バランスを整える習慣は、痛みの解消と予防に意外と役立ちます。

軽いぎっくり腰を起こした後でも、腰を反らせることも前にかがむことも、それほど困ることなくできる場合があります。そんなときは、ぎっくり腰の主原因が「横借金」かもしれませんので、この体操メニューを試してみるとよいでしょう。

必ず、足元が滑らない場所で、そして安定した壁を利用して行ってください。体操の仕上げには、必ず、腰を後ろに反らす「基本のこれだけ体操」を1回行いましょう。最後に腰を横に曲げて、体操前と比較し、楽にできるようになったかどうか確認しておくとよいでしょう。少しでも楽になったらよい兆候ですから、日常に取り入れてみてください。

逆腰痛借金対策！「これだけ体操 逆バージョン」〜腰をかがめる体操〜

営業マンなどの外回りの多い方やハイヒールを履いている時間の長い方、また妊娠中の方は、猫背とは逆に、腰がやや反りすぎる方向の負荷がかかり、「逆腰痛借金」がたまりやすい傾向にあります。こうした方々には、腰をゆっくりとかがめる「これだけ体操 逆バージョン」のほうが効果的な場合があります。

妊娠中の人はできるだけ足を開いて行ってください。スカート姿の場合は、足を開かずに行ってもかまいません。ただし、息を吐きながら、ゆっくりと時間をかけてかがむようにしてください。

腰痛の「横借金」対策！

これだけ体操 横バージョン

～腰を横に曲げる体操～

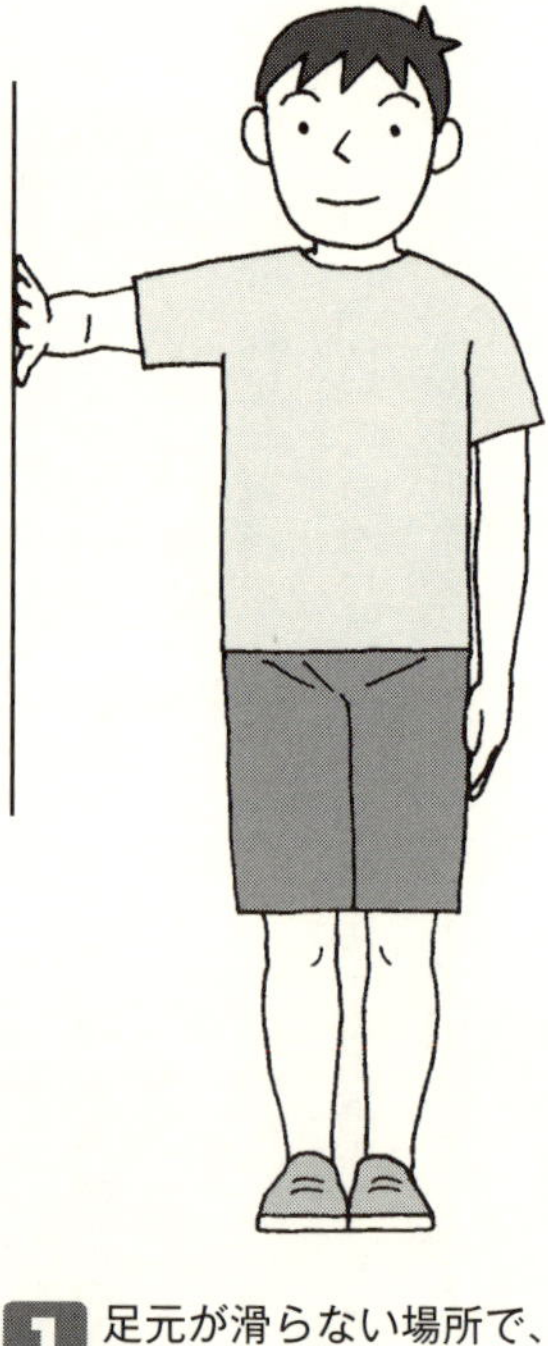

1 足元が滑らない場所で、ひじから先を、肩の高さで壁につきます

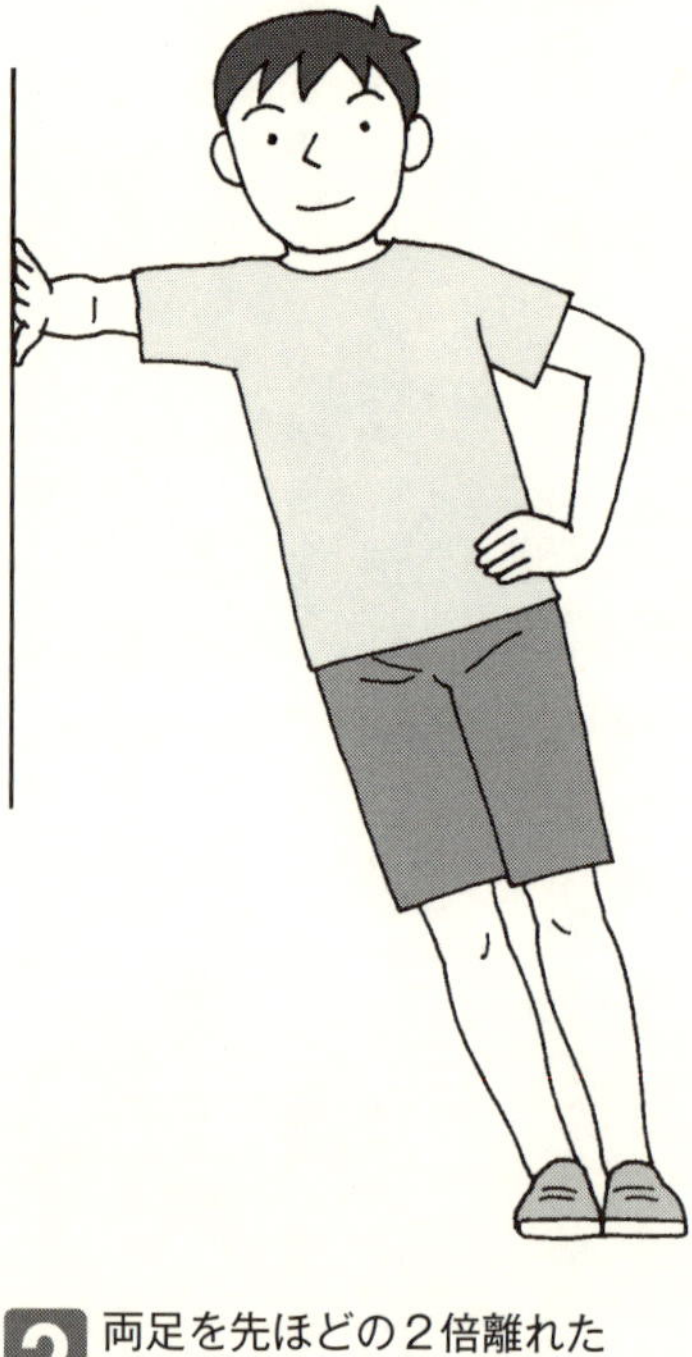

2 両足を先ほどの２倍離れた位置に移動。反対側の手を腰に当てます。

左右５秒間ずつ５回（少しずつ押し込みを強める）
×２～３日に１セット程度

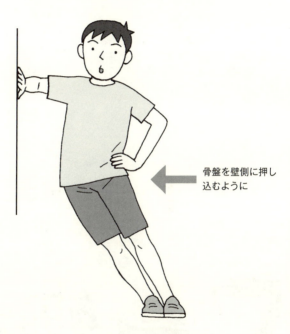

3 息をゆっくり吐きながら、腰を壁側にゆっくり、「く」の字を意識して曲げ、５秒間キープ。これを左右で同じように行います

●左右を比べ、スムーズにできない側があれば、右だけ（左だけ）という具合に、悪い側だけピンポイントで５回繰り返します

妊婦さん、ハイヒールの方へ！

これだけ体操 逆バージョン

～腰をかがめる体操～

1 イスに浅く腰をかけ、足は肩幅より広めに開きます。ひざに手を当て、深呼吸します

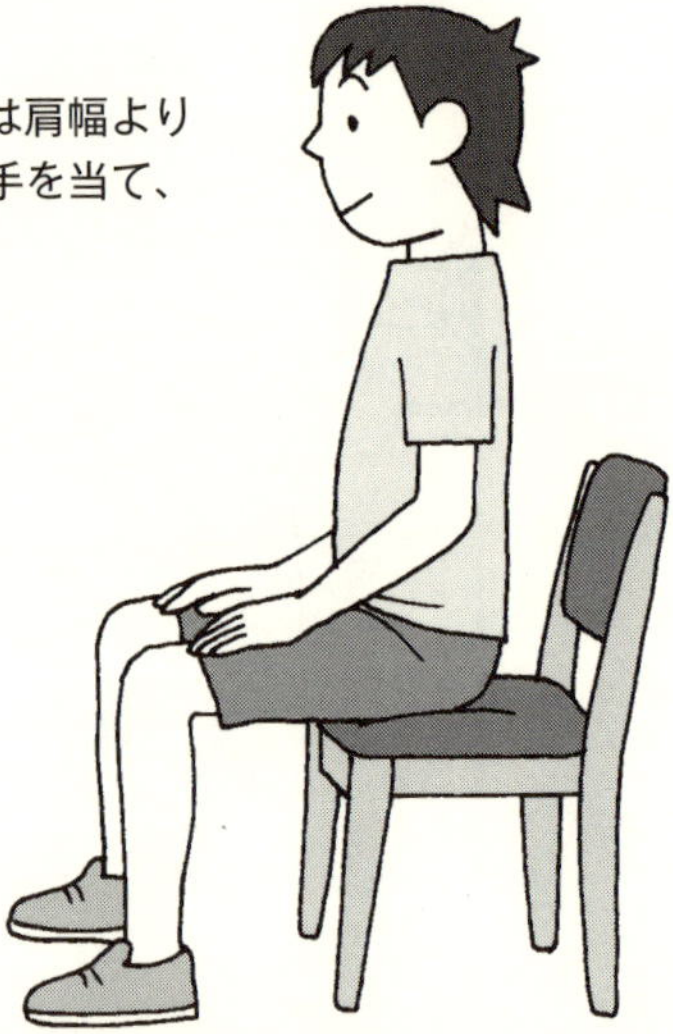

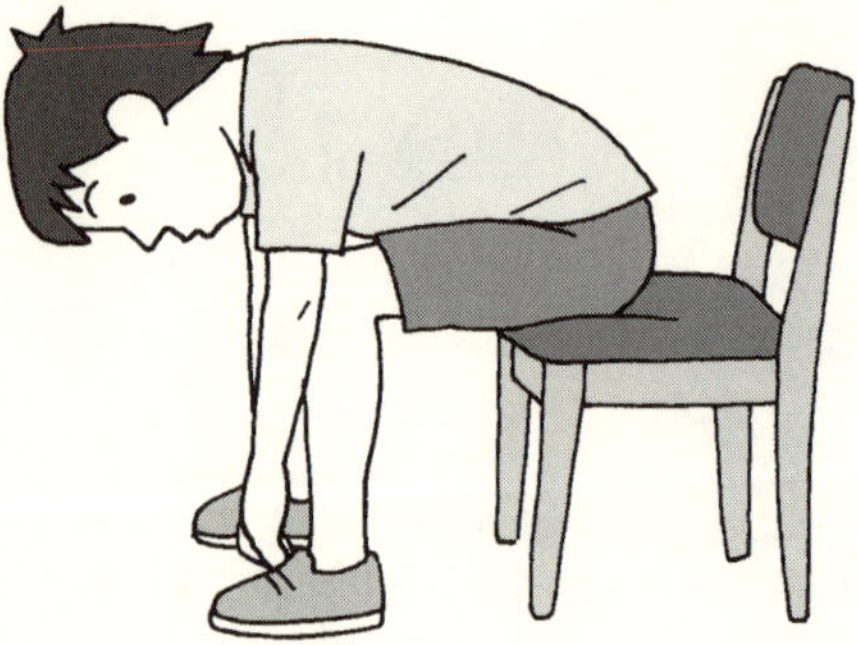

2 腕を下に垂らして、フーッと息を吐きながらゆっくり背中を丸めます。3秒間この姿勢をキープしたら、元に戻ります。1～2回でOKです

腰痛借金対策の基本「ハリ胸&プリけつ」

ここで、２０１５年末に放映されたＮＨＫ『ためしてガッテン 年末特番 みなさんの願いかなえたいスペシャル』で初披露した「ハリ胸&プリけつ」を紹介します。

『ためしてガッテン 年末特番』では、担当のディレクターさんが、「腰痛持ち」がほとんどいないと言われるケニアのある村を訪れ、調査しています。

現地の女性の仕事ぶりを映像で観て、私は、背骨と脚のつなぎ目にある骨盤の傾き方が「腰痛の有無」と大きく関係していると考えました。象徴的であったのは、立ち姿勢のまま、たらいの上に身をかがめて洗濯している姿でした。思いっきり「前傾姿勢」をとっているのですが、彼女たちはもともと骨盤がすごく前に傾いており、しかも、太ももの裏側のハムストリングという筋肉がとても柔らかいので、骨盤から背骨を一直線に保つことができています。つまり、腰への負担が自然と軽減され、「腰痛借金」がほとんどたまらないと考えられたのです。

日本人の多くは、前かがみになるときに骨盤を前に傾けていませんし、さらにハムストリングが硬いと、骨盤と背骨のつなぎ目が曲がって「腰痛借金」状態になります。

日本人とケニア人女性では確かに骨盤の形に違いがあります。しかし、ケニア女性のようなかがみ方から、腰痛借金対策のいいヒントを得ることができました。そして打ち出したのが「ハリ胸&プリけつ」です。

ぎっくり腰を引き起こす最も危険なタイミングは、無防備に前かがみになる瞬間です。大きな負荷が一気にウエストライン付近の椎間板にかかるからです。これを防ぐには、「かがむ前に骨盤を前に傾けておく」ことが必要になります。いきなり骨盤を傾けること、つまり「プリけつ」をするのはちょっと難しい。でも、先に胸をしっかり張っておくと、自然と「プリけつ」をしやすくなります。「ハリ胸」→「プリけつ」の順ですね。

洗顔や食器洗い、掃除機がけ、重たいものを持ち上げたり、小さな子どもを抱き上げるなど、腰に負担のかかる前かがみの姿勢や動作は日常に多々あるでしょう。意識して、このポーズを普段の生活に少しずつ取り入れてみてください。

また、「プリけつ」、つまり骨盤を自然に前へ傾けやすくするには、ハムストリングの柔軟性が必要ですので、「これだけ体操」が身についたら、この部分のストレッチにも取り組んでみましょう。

「腰痛借金」をためない姿勢！（意識づけ）

ハリ胸＆プリけつ

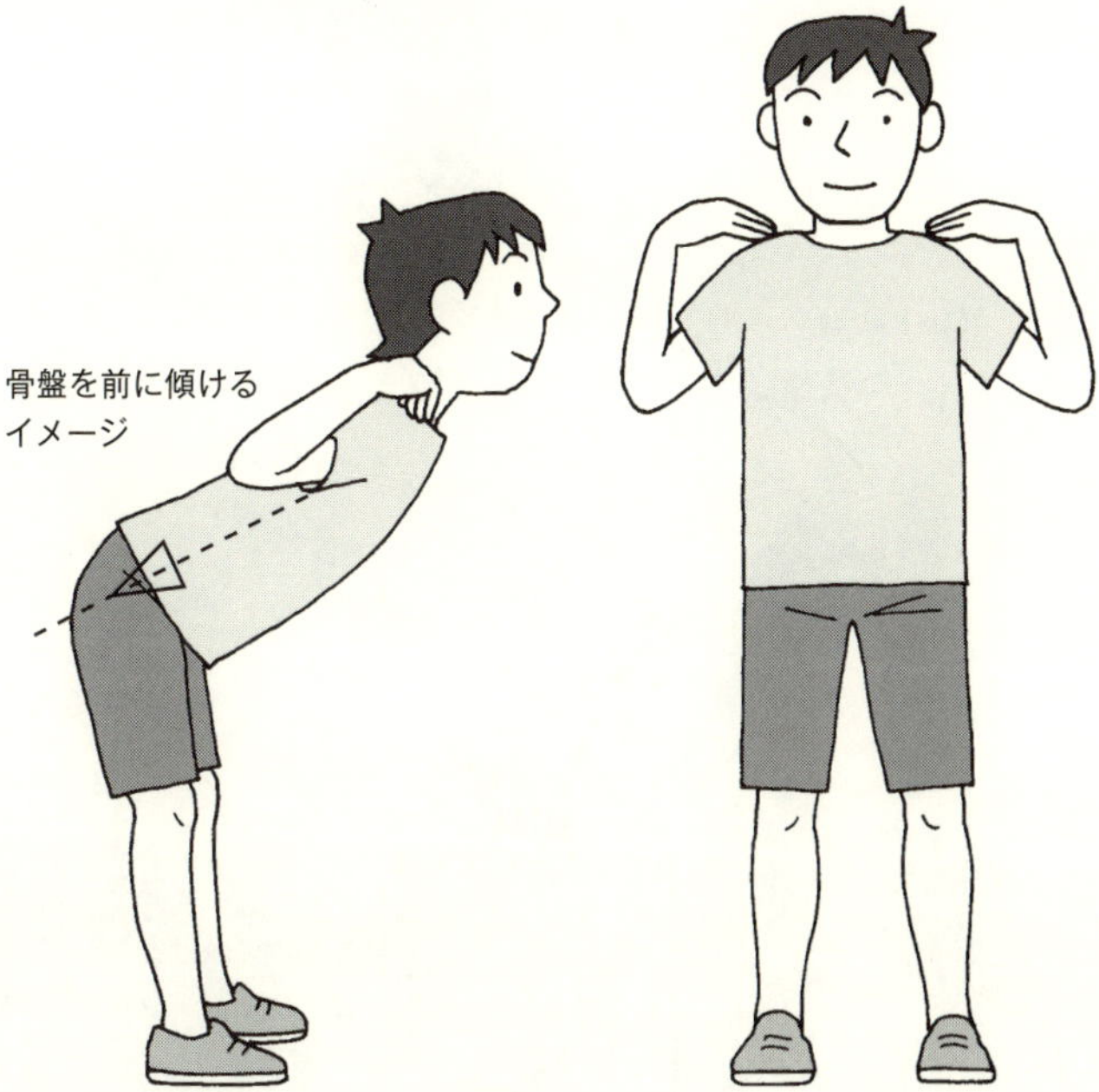

1 両手の中指を肩に当て、胸を張ります（ハリ胸）

2 胸を張ったまま、背中や腰を丸めないようにして、お尻を突き出し（プリけつ）、上半身を前に傾けます

←次のページへ

「ハリ胸＆プリけつ」で腰痛知らず！

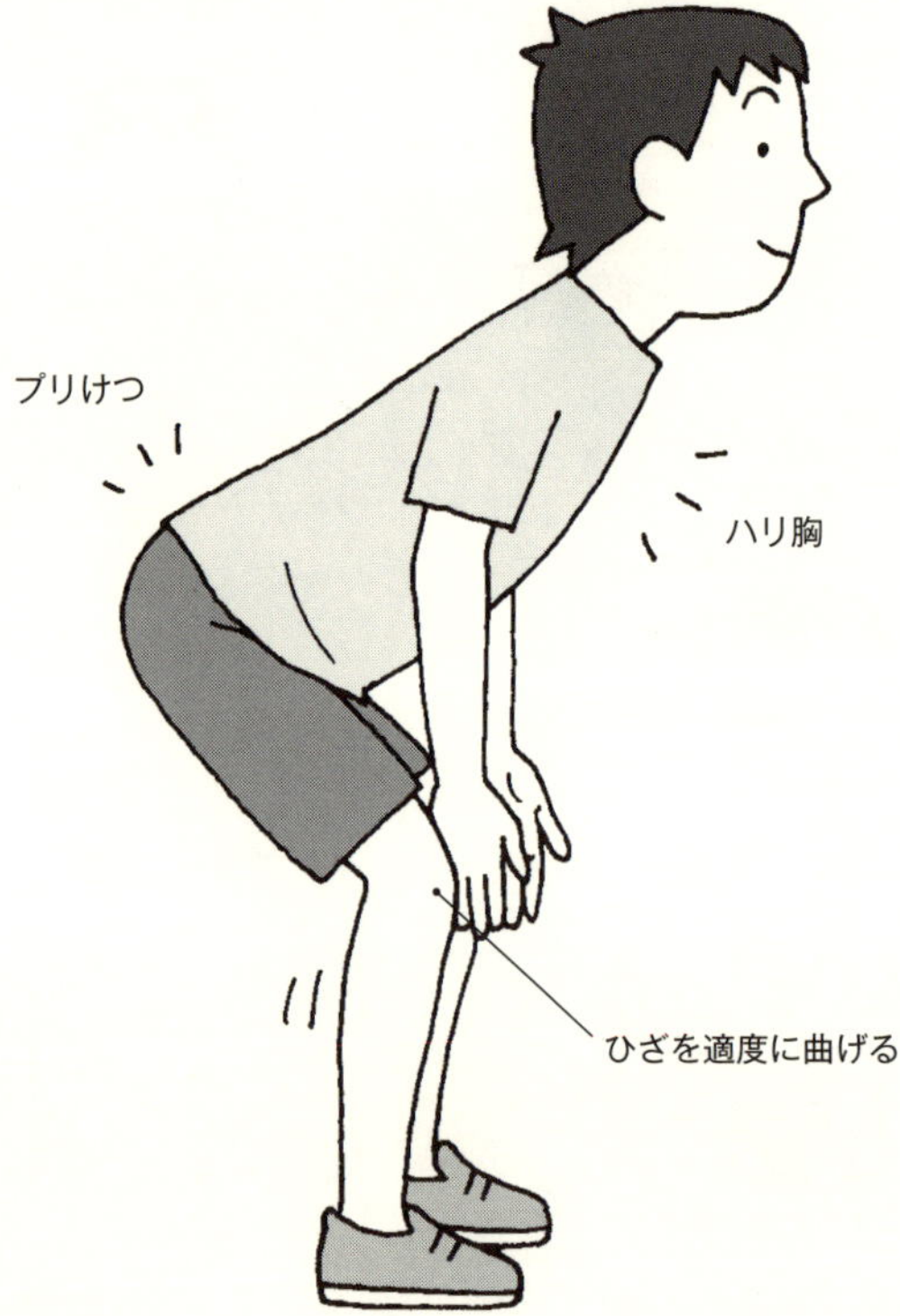

3 前かがみになるとき、重いものを持つときに適した姿勢。
「ハリ胸＆プリけつ」でひざを曲げると腰への負担が軽減します

「ハリ胸&プリけつ」応用編

重いものを持つときの パワーポジション

1 ひざを曲げて腰を落とし、荷物を体に近づけます
バレーボールの選手がレシーブをする姿勢をイメージ

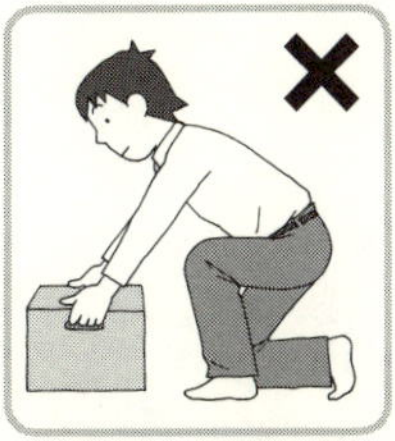

荷物は体から遠ざけない

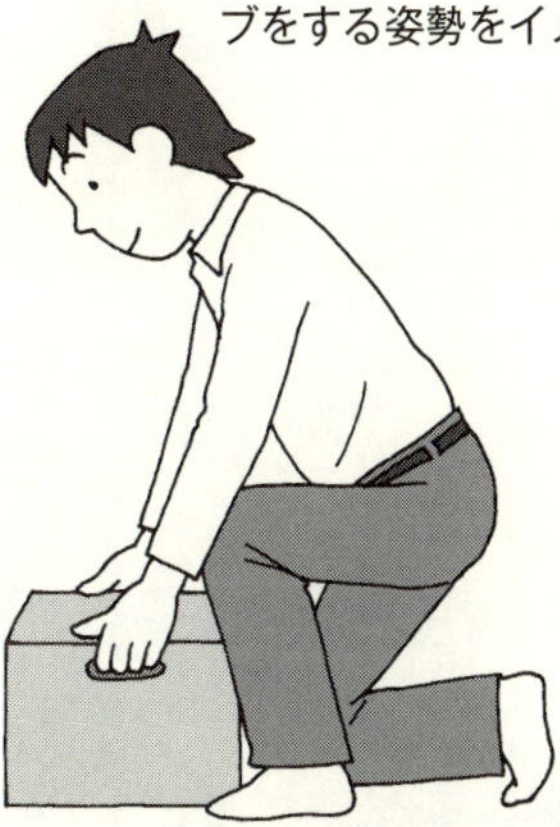

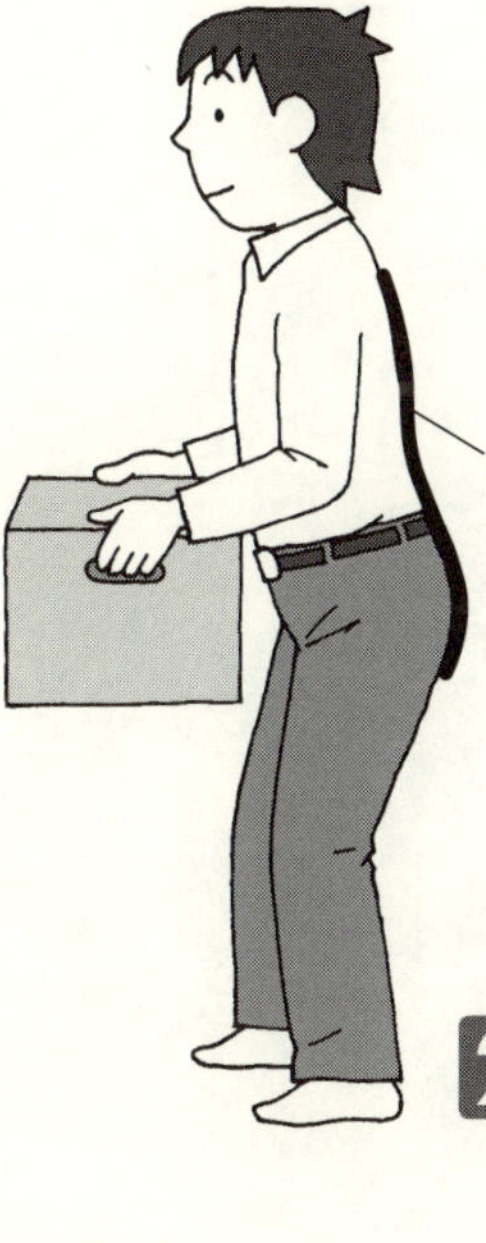

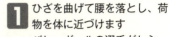

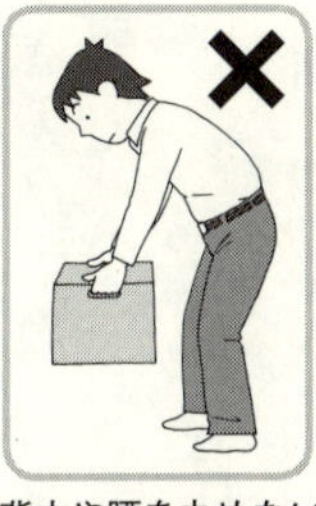

背中や腰を丸めない

2 「ハリ胸&プリけつ」を意識して、できるだけ体の近くで持ち上げます

腰痛借金を作らないくしゃみとは？

くしゃみや咳をするときは、無防備かつ瞬間的に前かがみになるため、意外に大きな負荷が腰へかかります。つまり、一気に腰痛借金が増え、「二大事故（ぎっくり腰、椎間板ヘルニア／98ページ参照）」が発生しやすくなります。

私たちは、実際にくしゃみでどのくらい腰に負担がかかり、その負荷を減らすにはどうすればいいかを、前出の勝平純司先生に依頼し、勝平先生のグループの理学療法士でもある長谷川哲也先生が主導して実験を遂行してくれました。被験者は成人男性12人。くしゃみをするときの姿勢の違いによって、L４／5椎間板にかかる負荷がどう変化するかを計測しました。

「制約なし」の、よくやってしまいがちな無防備な状態でのくしゃみと、腰への負担を減らすために机に「手をついた姿勢」でのくしゃみで比較しています。

実験の結果、無防備な状態でくしゃみをすると、当然のことながら椎間板への負担が大きいことがわかりました。一方、「机に手をつく」姿勢では、椎間板にかかる瞬間的な負荷をかなり減らすことができました。つまり、一気に腰痛借金をためずに済むということです。

ぎっくり腰を防ぐ

くしゃみの仕方

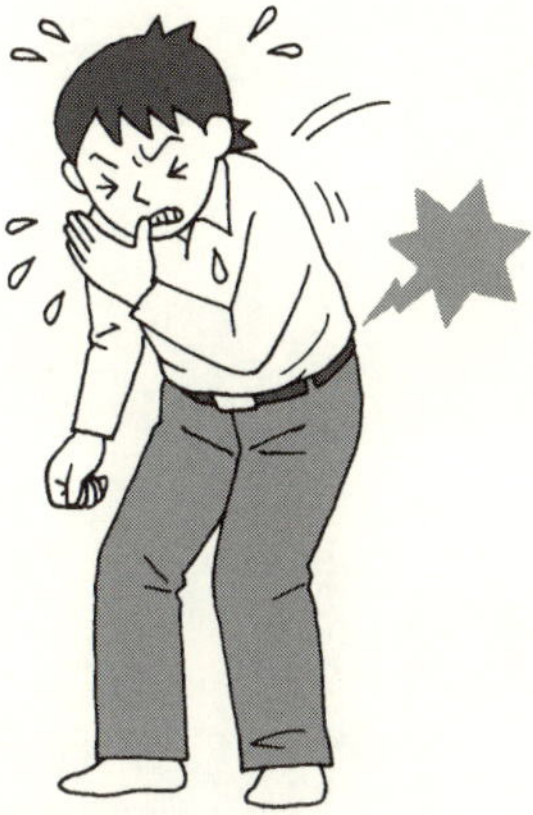

✕ 腰に大きな負担がかかる、無防備な状態

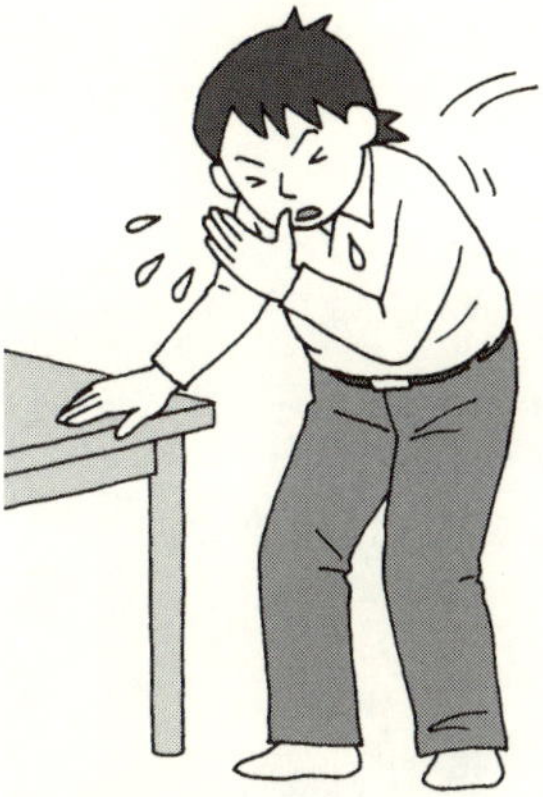

〇 背筋は伸ばした姿勢で、机や壁に手をつく

周りに手をつく場所がないときは？

立っている場合でも座っている場合でも、自分の太ももに手をつく

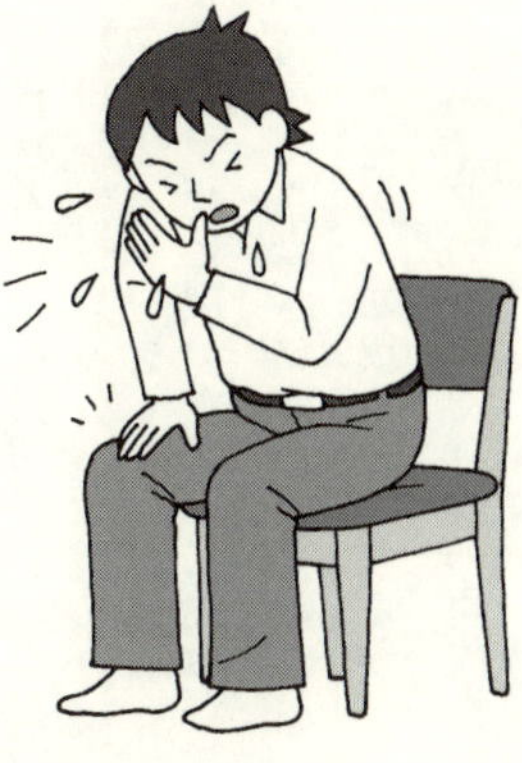

ぎっくり腰になってしまったら

ここまで、ぎっくり腰を起こさないための腰痛借金対策を紹介してきました。「ハリ胸&プリけつ」と「これだけ体操」習慣、そして「くしゃみのときは太ももに手」でしたね。しかし、それでもぎっくり腰になってしまった際に役立つ方法を紹介しておきましょう。

無防備に前かがみになってしまったときなどに起こる典型的な腰痛借金タイプのぎっくり腰では、椎間板の髄核が後ろにズレてしまった状態とイメージし、それを元に戻します。

そのためには、うつぶせになって、徐々に腰を反らしていきます。気持ちを落ち着かせ、背中からお尻、脚の筋肉が緊張しないよう、心身をリラックスさせることが大切です。この処置は、動けなくなったときに多少でも動けるようになる「裏ワザ」と思ってください。

痛みが一時的に強まったら、休みながら行ってください。うつぶせに戻ったときに痛みが10秒以内に引けば大丈夫です。ただし、腰からお尻、あるいはふくらはぎにかけて痛みが続いた場合は中止してください。また、立った状態ではけっこう腰を後ろに反らせられるが、前かがみがまったくできないという場合は、稀にですが逆借金タイプのぎっくり腰の可能性がありますので、この方法は行わないようにしてください。

動けなくなってしまったときの裏ワザ！

うつぶせで行う ぎっくり腰体操

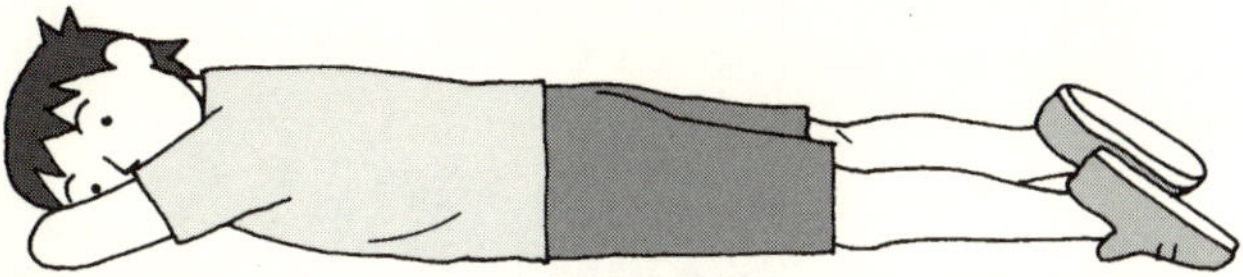

1 うつぶせになり、３分くらい深呼吸をしながらリラックス

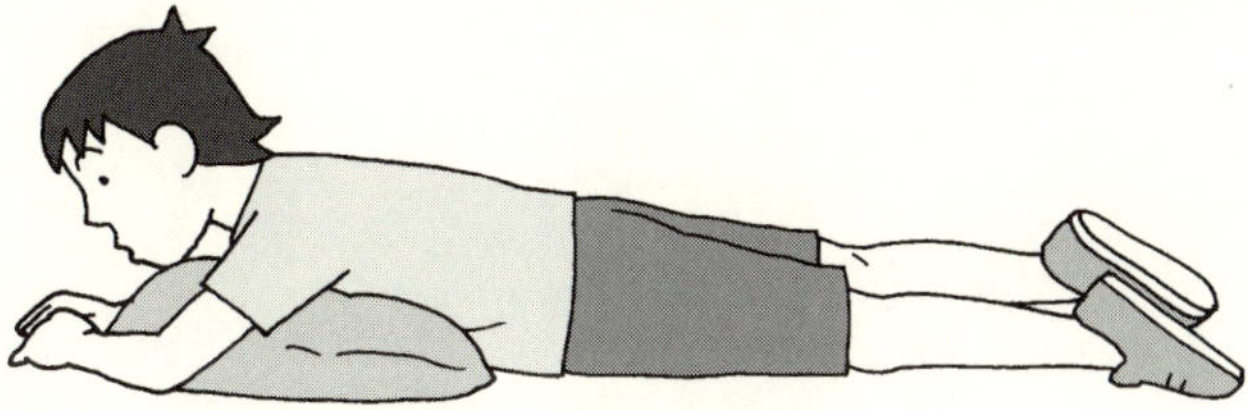

2 枕やクッションがあれば、胸の下に入れて、さらに３分深呼吸

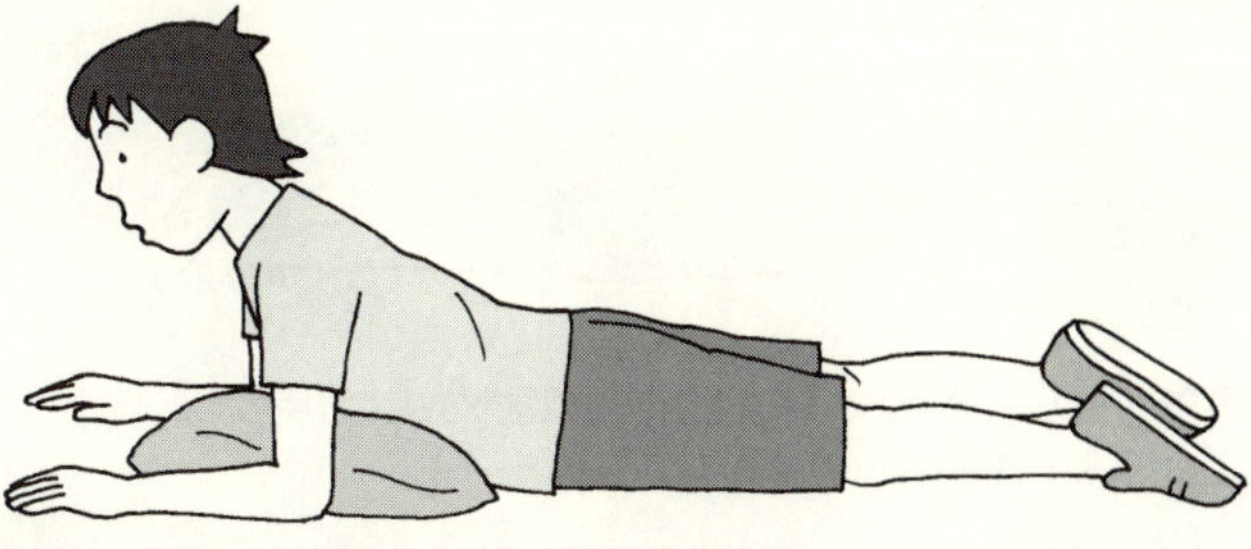

3 ひじから先を床につけたまま、深呼吸をしながら、腕の力で上体をゆっくりと起こします

←次のページへ

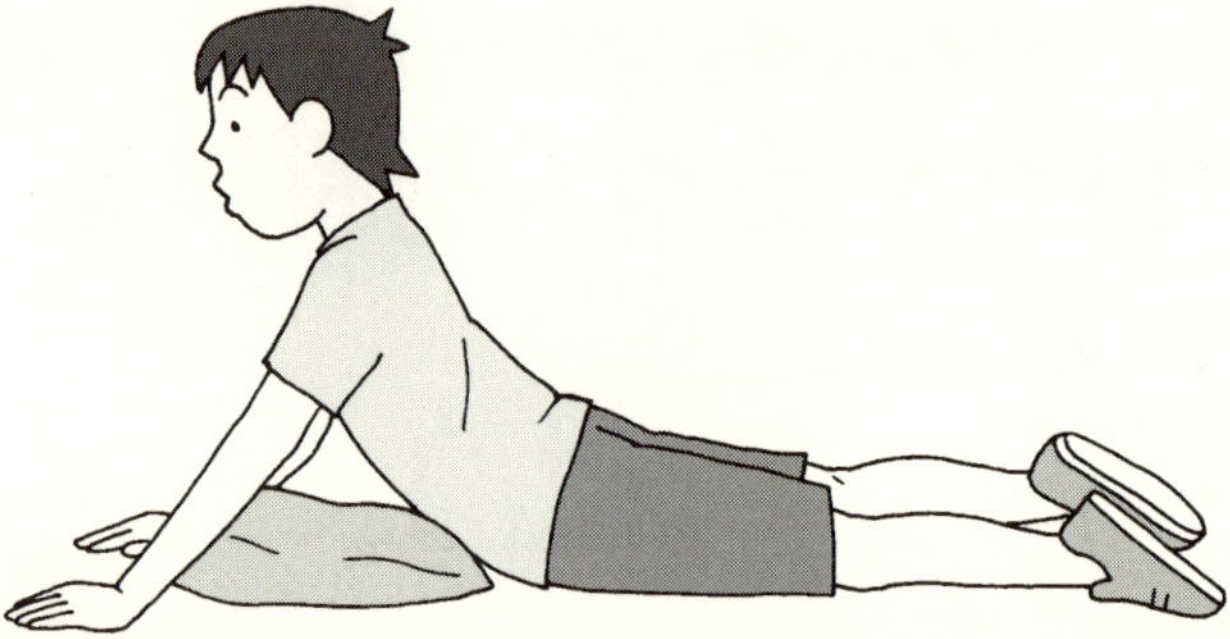

4 ひじを伸ばして、痛気持ちいいと感じるところまで少しずつ腰を反らす。5～10秒間キープした後、元に戻す。これを10回繰り返します

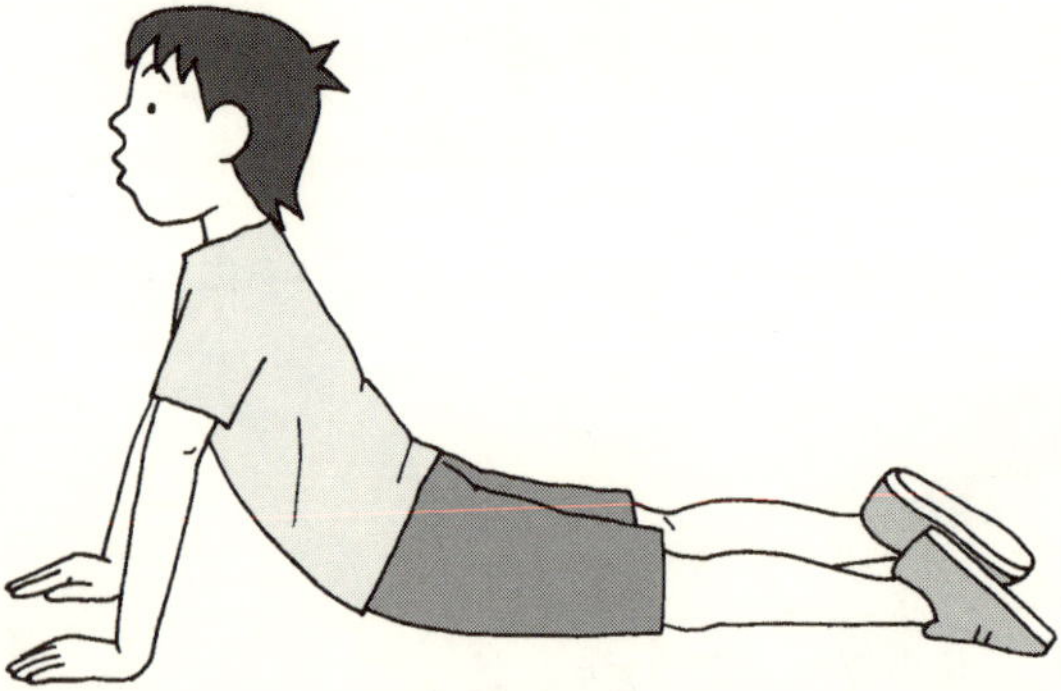

5 可能なら数回、いけるところまで腰を最大限反らし、5～10秒間キープする

腰を反らしたときに一時的に痛みを感じても、うつぶせに戻ったときに痛みが軽くなっていれば問題ありません。安心して続けください

エースをねらえ！　これからの腰痛エクササイズのコンセプト

「これだけ体操」が身についてきたら、覚えていただきたい腰痛エクササイズ「ＡＣＥ（エース）」を紹介します。患者さんにはわかりやすく、昭和のテニスアニメのタイトルになぞらえて、「エースをねらえ！」と提唱させていただいています。

ＡＣＥは、この後説明するタイプ別エクササイズの名称の頭文字からとった私の造語で、心身の健康増進も念頭に置いた腰痛セルフケアの新しいコンセプトです。自分にとって必要と思われるエクササイズを自ら選択し取り入れていけば、腰痛知らずのまま、健康寿命を延ばすことにもつながること請け合いです。

ＡＣＥの「Ａ」は、並びを意味する「アライメント」のＡで、背骨の並びを正しい位置にするためのストレッチ体操や、美しい姿勢を意識する習慣。「Ｃ」は、近年注目されている、体幹を安定させるための筋肉であるコアマッスル（深部筋）のＣ。これを刺激・強化するエクササイズです。「Ｅ」は、全身的な有酸素運動により自分の力で分泌できる内因性オピオイドやドパミン、セロトニンなど「内因性（Endogenous）物質活性化」のＥです。

《A　背骨の並びをよくする》

ここで言うアライメントとは「背骨の並び」のことです。「姿勢」に近いものと考えてください。

正常な背骨は、首（頸椎《けいつい》）から腰（腰椎）までゆるやかなS字カーブを描いており（34ページ参照）、この形がキープできていれば腰への負担は最小限になります。ところが、猫背や前かがみが続くとアライメントが乱れ、髄核がズレやすくなるのはもちろん、背中の筋肉が必要以上に緊張・収縮して、腰への負担が大きくなります。

「A」は、こうしたことが起こらないように、背骨の並びや骨盤の傾き具合を調整する目的のストレッチ体操を主軸とします。「これだけ体操」や骨盤を前傾しやすくする「ハムストリングストレッチ（後述）」などがあり、理想的なS字カーブの構築を目指す姿勢教育も含まれます。

「正しい姿勢、良い姿勢とは？」という質問に明確に答えられる人は、なかなかいません。実は、その定義は曖昧なものです。私自身は「脊椎の自然なS字カーブを維持し、かつ無駄な筋肉の緊張がない状態。身体への負担がなく、審美性を兼ね備えた姿勢。心身の健康増進につながる理想的な美しい姿勢」のことであると考えています。

自然な負担のない脊椎のS字カーブを作るには、骨盤がほんのちょっとだけ前傾した状態くらいがちょうどいいと感じています。私は、この理想的な姿勢を「Beautiful body balance position」、略して「美ポジ」と名づけ、「美ポジ」についての研究や、それを構築するツールの開発などもチームで行っています。

「美ポジ」は、慢性腰痛および再発を繰り返す腰痛を改善・コントロールすることに有効だという、英国での質の高い研究結果のある「アレクサンダー・テクニーク（AT）」に触発されて考案したコンセプトです。

ATは、オーストラリア出身の舞台俳優、F・M・アレクサンダーが発見した原理に基づき、心身の不必要な緊張に気づき、それをほぐしていくことを学習する方法のことで、約100年続いているボディーワークです。欧米ではクラシック演奏者や歌手、俳優、ダンサーたちがステージパフォーマンス向上のために取り入れており、米国ジュリアード音楽院や英国王立演劇学校では、ATを教育プログラムに組み込んでいるといいます。

しかし、ATを理解し身につけることもそうですが、「美ポジ」は、簡単に獲得できるものではありません。そこで、私たちは、特に骨盤が後ろに傾きがちで猫背姿勢の人が美ポジを簡単に構築できる装具「トランクソリューション」（前述の勝平先生らが開発）や、猫背になりがちなオフィスの座位でも「美ポジ」を体験しやすいイス「ピルエット」（岡村製作所）を利用し、多くの方々に「美ポジ」体験をしていただける環境作りにも取り組んでいく予定です。

たかが猫背と思いがちですが、猫背姿勢が続くと、脳梗塞のリスクを高め、うつなどメンタルヘルスの不調にもつながると言われています。「美ポジ」姿勢のほうが、自尊心が高まり、頭はクリアになり、気分にも好影響を及ぼすことを示した研究結果もあります。

「美ポジ」習慣は、けっして一朝一夕で身につくものではありませんが、毎日、1分からでもいいので練習することから始めてはいかがでしょうか。どんな習い事も、練習しなければ上手になりませんよね。

ここでは、立った姿勢での「美ポジ」と、イスに腰かけた状態での「ハムストリングストレッチ」を紹介します。「美ポジ」では、できれば全身を映すことができる鏡を用いてご自身の姿勢を確認したり、家族や友人に見てもらったりしながら毎日、少しずつ練習するとよいでしょう。

立った姿勢での美ポジ

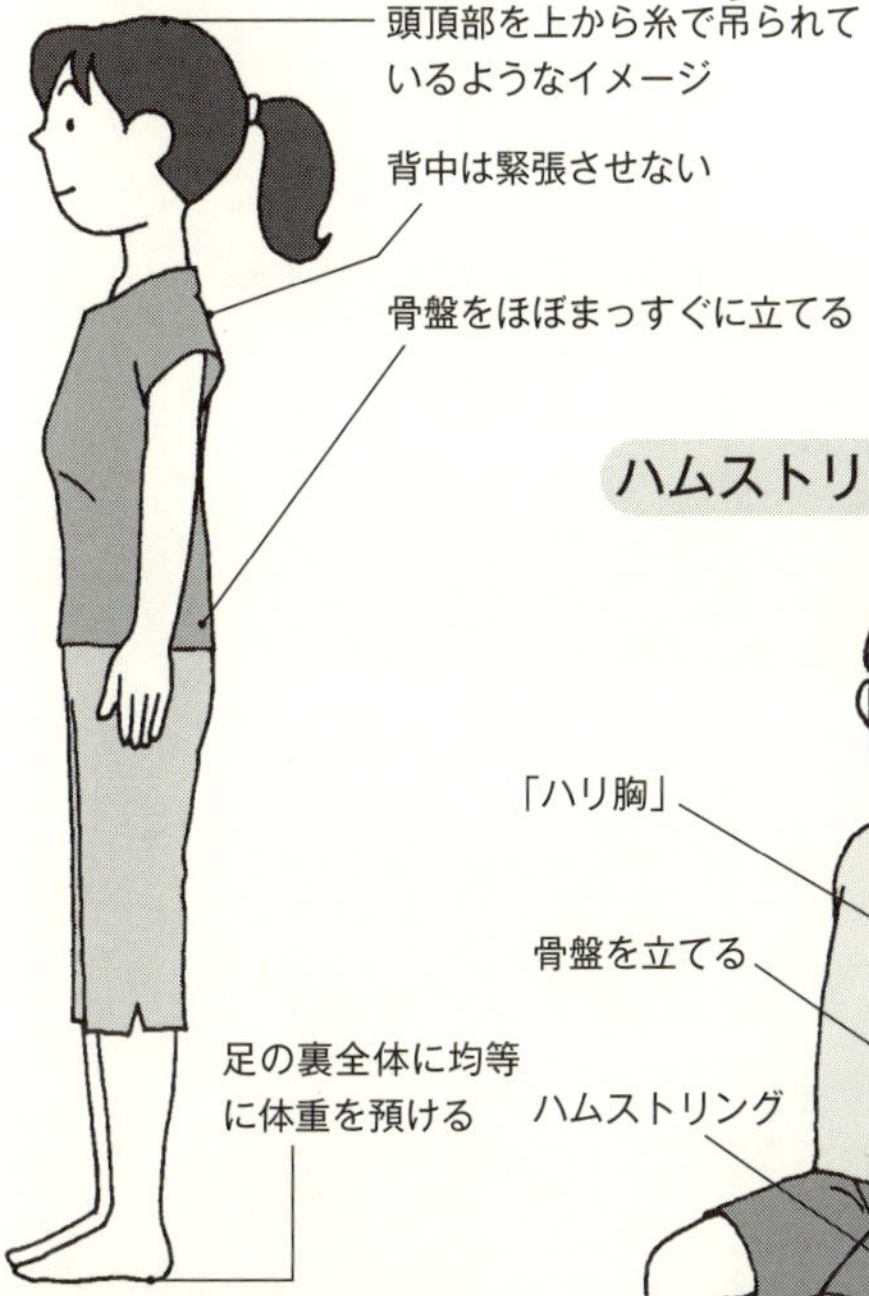
頭頂部を上から糸で吊《つ》られて
いるようなイメージ
背中は緊張させない
骨盤をほぼまっすぐに立てる
足の裏全体に均等
に体重を預ける

●背筋は伸ばすが、腰を反らさず、上半身は力みやこわばりがなく、自然にリラックスした状態を保ちましょう

ハムストリングストレッチ

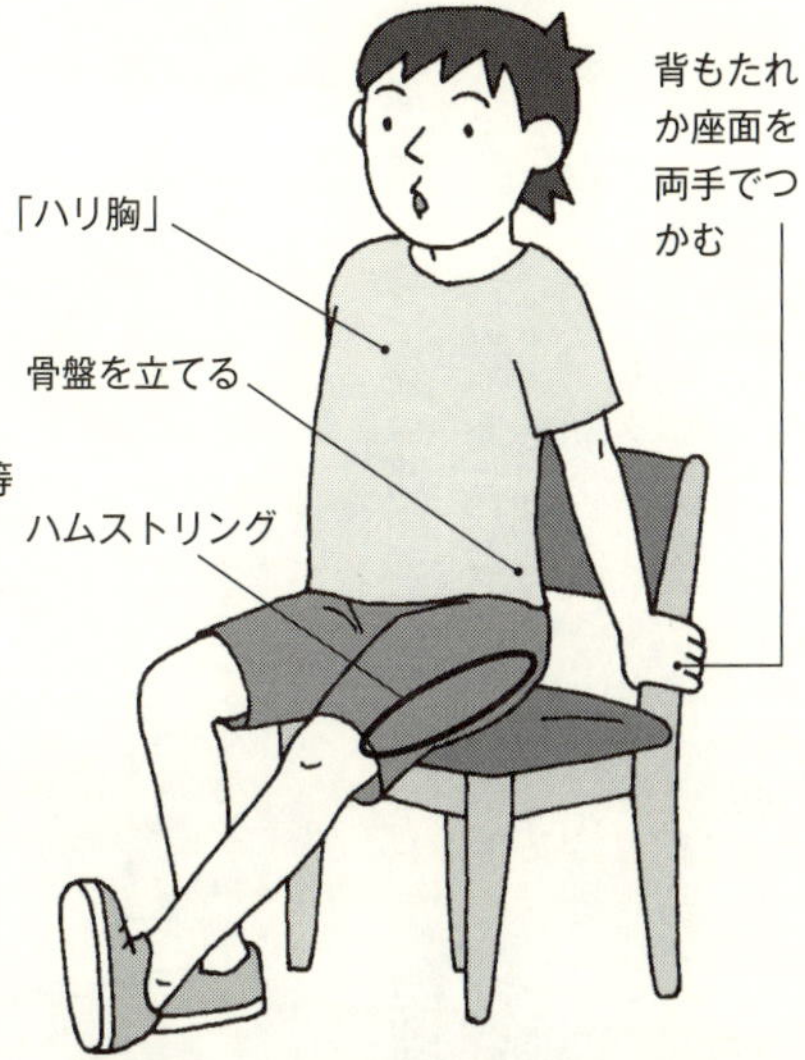
背もたれ
か座面を
両手でつ
かむ
「ハリ胸」
骨盤を立てる
ハムストリング

骨盤を正しい位置におさめ、腰痛予防に役立つストレッチです。息を吐きながら、かかとを床につけて、胸を張り、ひざ裏をしっかり伸ばし、３～５秒間保ちます。

《C　コアマッスル（深部筋）の強化》

背骨のS字カーブを保つために大切なのは、背骨一つひとつをつないでいる腹横筋《ふくおうきん》や多裂筋《たれつきん》といったローカル筋とも呼ばれる「コアマッスル」です。腹筋群のなかで最も奥にあり、背中のほうまで広がっている腹横筋や、背中側で背骨を支えるキーとなる多裂筋を日常的に刺激し強化することで、腰痛借金をつくりにくい、安定した腰回りの環境作りに役立ちます。

代表的なメニューとして、「アームレッグレイズ」と、呼吸法の一つである「ドローイン」があります。その日の気分に合わせて選んで行ってみてください。

アームレッグレイズは、腕（アーム）と脚（レッグ）を持ち上げた（レイズした）体勢をキープすることによって、背骨の安定化に役立つ筋肉を鍛えることができます。

このトレーニングは3日に一度程度でかまいませんが、ある程度「きつい」と感じるまでやったほうが、効果が得られやすくなります。筋トレ後、30分以内にタンパク質と適度な糖分を摂取すると、より効果的です。スタンディングバージョン（128ページ）はロコモ（立ったり歩いたりする機能が低下している状態）対策としても最適です。

コアマッスルを鍛え、「腰痛借金」のない背骨を！

アームレッグレイズ

1 四つんばいの姿勢をとり、背筋を伸ばす

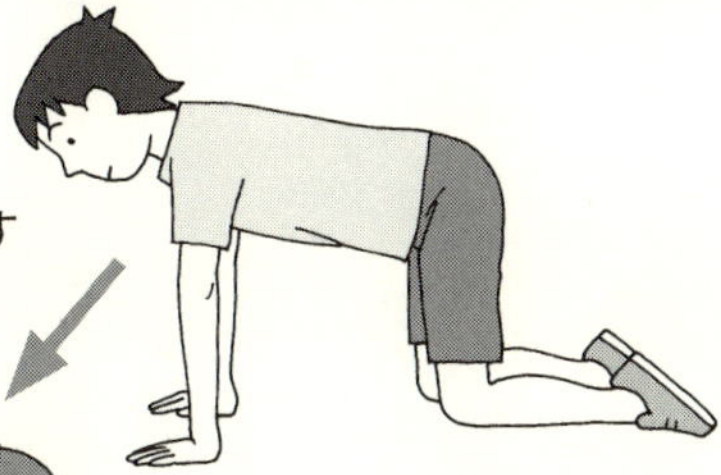

2 右手を水平に自然に伸ばす

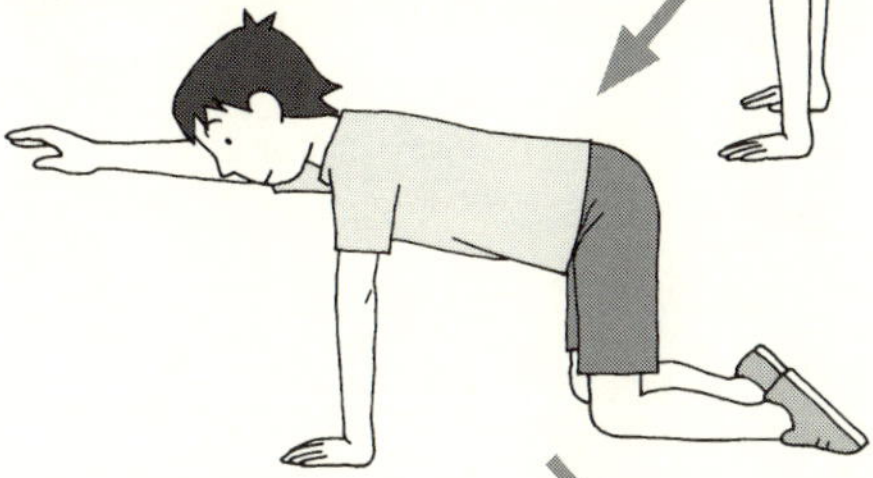

3 左脚を腰の高さまで上げ、10秒キープしたら元に戻す。今度は逆側の手脚で行う。左右交互に繰り返す

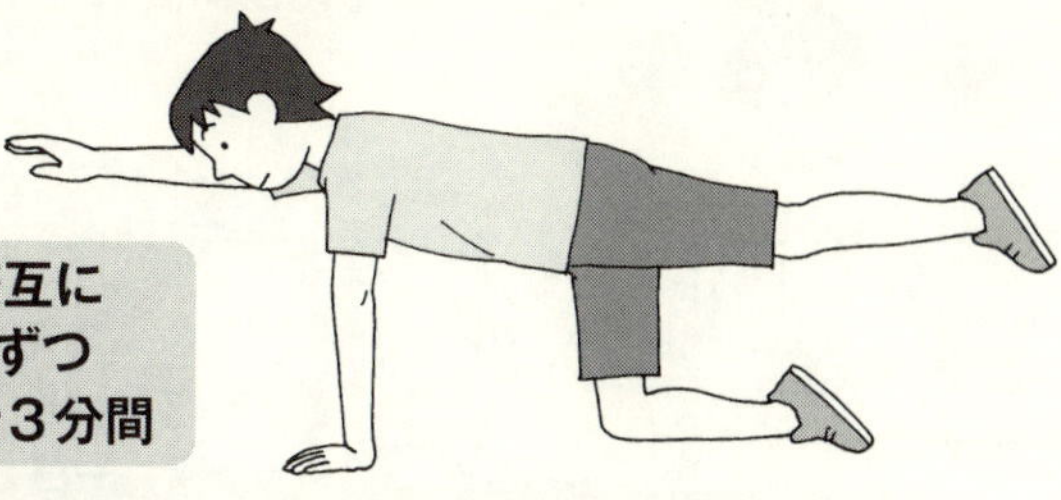

**左右交互に
10秒ずつ
一日合計3分間**

●慣れてきたら、一回30秒間キープを目指しましょう

オフィスでも手軽にできる！

スタンディングバージョン

1 机などに右手をつく

2 左手を水平に自然に伸ばす

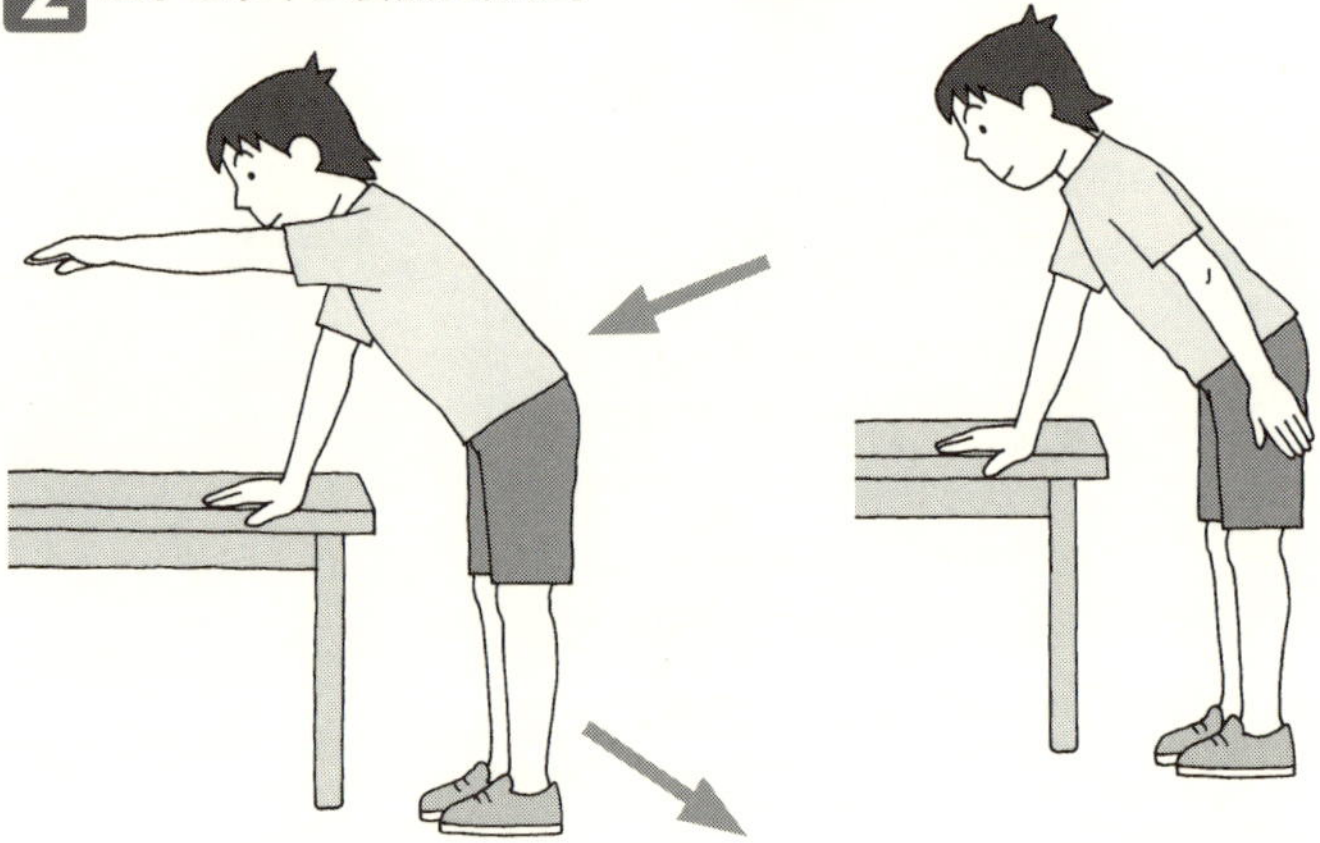

3 右脚を床と平行になるくらいまで上げる。腕と脚は上げたまま、ゆっくり左ひざを曲げていき、その姿勢を10秒間キープしたら元に戻す

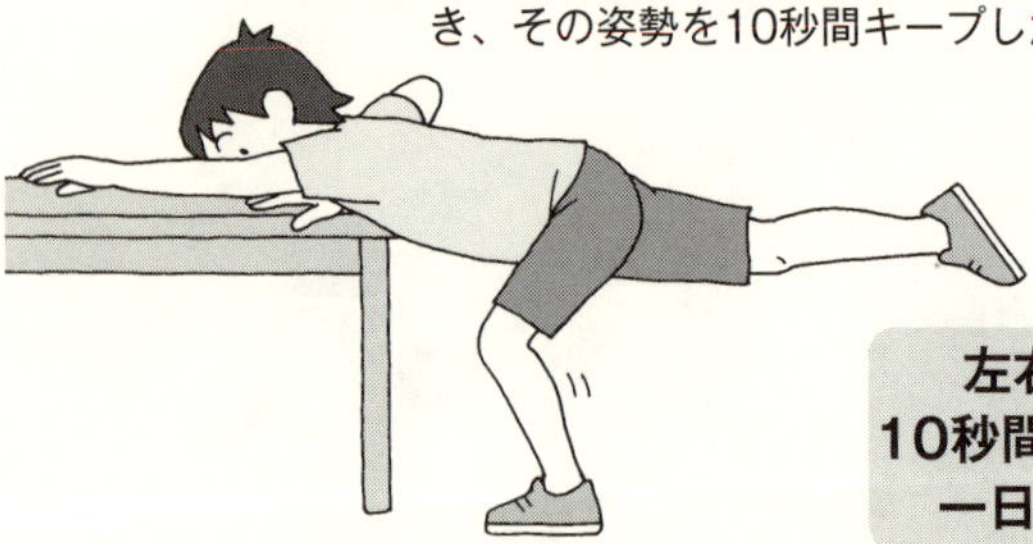

左右交互に
10秒間ずつ3回×
一日3セット

★ひざを曲げたときに痛みを感じたら中止してください

腹横筋を鍛える呼吸法！

ドローイン

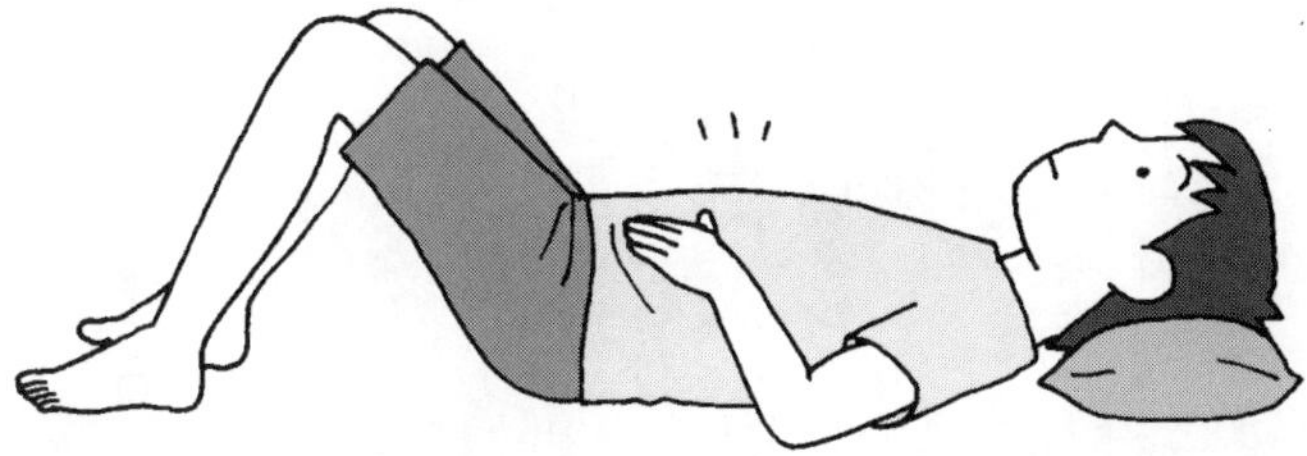

1 お腹を膨らませながら、鼻からゆっくり息を吸い込みます

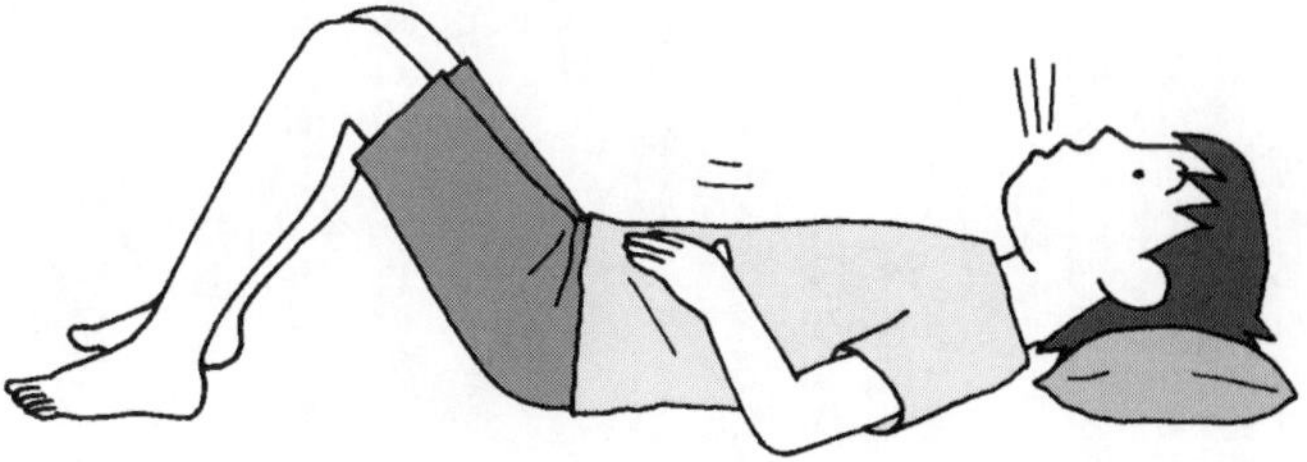

2 お腹をへこませながら息を吐き切り、10秒以上その状態をキープします

一日３分間

《E　内因性物質（ドパミンやセロトニン）の活性化》

少し早歩きのウォーキングなど、少し汗ばむくらいの負荷で20分以上継続して行う有酸素運動は、足腰を鍛えるだけでなく、心身によい内因性物質の活性化に役立ちます。セロトニン研究の第一人者である東邦大学名誉教授の有田秀穂《ありたひでほ》先生によると、これら一定ペースでの運動によって、脳内のセロトニンが増えるということです。

「セロトニン」とは、近年よく話題にのぼる脳内の神経伝達物質です。第2章でも説明した通り、感情コントロールに深くかかわっていて、心のバランスを整える作用があります。さらに、睡眠リズムに関与するホルモンとされるメラトニンの材料にもなります。セロトニンについては、後ほどさらに詳しく触れることにしますが、うつ病や自律神経の失調にも、セロトニンの欠乏がかかわっていると言われています。

ウォーキングによって、セロトニンだけでなく、脳内麻薬（内因性のオピオイド）やドパミンもほどよく分泌されますので、私自身もなるべく歩く時間をつくるようにしています。

歩くときは、ぜひ先ほど説明した「美ポジ」を意識してください。脳内の神経伝達物質が

セロトニンの分泌を促す運動

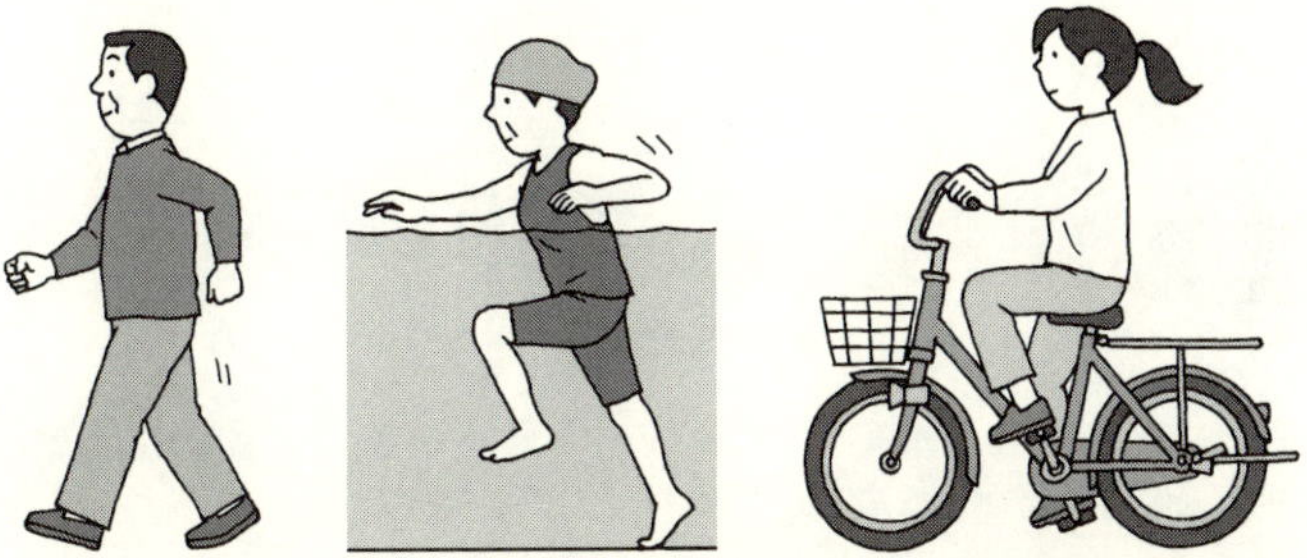

ウォーキング　水中歩行　自転車走行

活性化されるだけでなく、体を動かすエンジンとも言える細胞内のミトコンドリアが増えてスタミナアップにつながります。さらには、「万病のもと」でもある体内の軽い炎症を抑えてくれる「PGC－1α」という物質が筋肉内で作られるといった効用もあります。

また、Aの最後に紹介したハムストリングのストレッチ＋有酸素運動習慣は、一酸化窒素（NO）という善玉の内因性物質が血管内皮細胞から産生されることを促します。NOには、血管を拡張して血流を促進したり、動脈硬化を抑制し、さらには免疫力が向上するといった、さまざまな効果があることが確認されています。

なお、太極拳やヨガは、ここまでにご紹介した「ACE」の3つの要素を持っており、多くの疾病予防にたいへん効果的です。

早歩きの効用

腰痛の長引く方のなかには、体を安静にしすぎているために運動不足となり、肥満の悩みを抱えている方もおられるでしょう。

実は近年、肥満によって分泌されるアディポカインという物質が、関節痛や神経痛、ひいては腰痛悪化に関与している可能性が指摘されています。

アディポカインは、肥満によって大きくなった脂肪細胞から分泌される生理活性物質です。体の中で炎症を起こす作用があり、この炎症が軽度の関節炎や神経痛を引き起こす要因の一つとも言われているのです。また、そのことが腰痛の悪化と関係するという考え方もあります。

ほかにも、アディポカインには糖尿病や動脈硬化を悪化させる因子となる可能性が指摘されています。

このアディポカインの分泌を抑えるのが「運動」です。運動によって、筋肉から体内の軽い炎症を鎮める物質（ミオカイン）が分泌されるためです。

また、厚生労働省によれば、65歳以上の高齢者のうち、7人に1人程度が認知症であるとされています（平成24年度時点）。認知症の前段階と考えられているMCI（軽度認知障害）の人も加えると実に4人に1人の割合となり、社会の最大関心事の一つであると言えます。

しかし、普段から運動を心がけるなど生活習慣を変えることによって、認知症を予防し、またはMCIから認知症への進行を抑えられる可能性があると指摘されています。

有酸素運動には、腰痛対策にとどまらない大きなメリットがあるので、ぜひ一日20分、「美ポジ」を意識しながらの「ちょこっと早歩き習慣」を取り入れていきましょう。

「一日20分」には、大きな意味があります。最近、奇跡の研究と称され、メディアでもしばしば紹介されている群馬県中之条町における大規模な研究（中之条スタディ）によると、一日8000歩相当の活動のうち、20分を中強度の活動として、それを続ければ、生活習慣病から、骨粗鬆症、がん、認知症、うつ病まで、ほとんどの病気の予防につながることが報告されています。

「早歩き」は、まさに「中強度の活動」にあたります。さらに、早歩き習慣がある高齢者は、ゆっくりめで歩く人よりも長生きであることが、米国医師会が発刊する世界最高峰の医学雑誌で報告されています。ですので、歩幅をいつもより拳《こぶし》1個分大股にして、100メートルくらい先を見て「美ポジ」を意識した歩行を、一日合計20分確保することを目指しましょう。

歩く習慣がない方は、まず週3回をクリアすることを目標としてください。活動を増やすには、車を駐車させるときは目的地から離れたところに停める、電車は改札から離れた車両に乗る、バスは一つ手前の停留所で降りる、そして、歩いている途中で階段を見たら上るといったことを心がけるだけで、ずいぶん違います。実は、私も日々実践しています。

平地を歩くときは、とにかく「美ポジ」での「早歩き」がお勧めです。多少の腰痛があっても、将来の健康への最も価値ある投資だと考え、「美ポジ」を意識した「早歩き」習慣を、少しずつでもよいので取り入れてください。

第4章　自分でできる「脳機能の不具合」への対処法

ここまでに、仕事への不満や周囲のサポート不足、人間関係のストレスなどによる精神的ストレスが脳機能の不具合を起こし、それにともない、身体化とも呼ばれる自律神経失調症や筋肉の血流不足による腰痛や肩こりを生じることがあることを紹介してきました。

「睡眠に支障がある」ことを含む複数の身体症状が出ていて、精神的ストレスが危険水域にあるかどうかのチェック法と言えるSSS-8も提示しました（90ページ参照）。脳機能の不具合の代表として、「幸福ホルモン」とも呼ばれるドパミンやセロトニンという神経伝達物質の分泌不足についても詳しく説明してきました。

本章では、私が日頃勧めている、これらの脳内物質をイメージした、「コーピング」とも呼ばれる「自分でできるストレス対処法」をいくつか紹介していきます。

「不満ノート」でストレス解消！

「上司に叱られた」「同僚に挨拶したのに無視された」「姑に嫌味を言われた」「満員電車で押された」などといった状況に出くわせば、普通はイライラ感が強まり、ドパミンなどは出にくくなるでしょう。ですので、イラッときた際は、「引きずると、ドパミンが出なくなって損する」とつぶやいて、なるべく早く忘れる習慣をつけてみてください。とりあえず、自分の健康のために、都合よく忘れるのです。

特によくないのが怒りの感情です。イライラし、相手に敵意を持つ感情は、免疫力を低下させ、風邪をひきやすくなったり、心臓病が発症しやすくなるリスクが高まるとされていま す。寿命にも関係するようです。ですから、他人の都合でイライラを引きずるのは、とても損なことです。逆に、人に敵意を与えるということは、相手の健康に想像以上の害を与えているという認識も必要です。

そして、秘密のノートを1冊用意してください。時間のあるときに、「自分はなぜ、あのときイライラしたのか」「上司のどんな言葉が気に入らなかったのか」など、思い当たる原因を書き出してみます。すぐに解決策を見出せたり、嫌な相手でも理解してあげられるのならそれに越したことはありませんが、現実的にはなかなか難しいでしょう。ただ、冷静に原因を列挙するだけでも、イライラが解消する場合もあります。

腹が立った人の悪口をノートに書くことで気分がすっきりするのなら、それでもかまいません。ただし、そのノートは絶対に人の目に触れないように注意しましょう。自分が浴びた暴言や嫌味、人の悪口などを書いているうちに、「それでは、自分は職場や家庭で、どのように扱われたいのか」「どのような生き方をしたいのか」といったことに思いが至ることもあるでしょう。

ついでにノートには、「腰痛を感じたとき」と「腰痛が楽になったとき」「そのほかの身体の不調が出たとき」の状況も、簡単でいいので記入しておくといいでしょう。腰痛を誘発する因子《いんし》に気づくことができたら、できる範囲でそれに対処する工夫をすればいいのです。また、痛みが楽になる状況を知ることで、「痛くなっても、アレをやれば大丈夫」と思えるはずです。

このノートは、忘れずに引き出しや箱にしまってくださいね。

「数字」と「音楽」の役立て方

チームで仕事をしていても、責任感が強すぎて断ることができずに、仕事をため込んでしまったり、うまくいかなかったら自分の責任だとストレスを抱え込んでいる人はいませんか？

そのような方は、「この状況で失敗したらすべて自分の責任だ」と考えて不安を強める傾向にあります。このような場合には、もしスタッフが5人いるならば100％の責任を人数で割ってみましょう。その場合のあなたの責任は何％ですか？　そう、たったの20％なのです。そう考えると少しはプレッシャーが減りませんか？

　ほかにも、たとえば「上司との折り合いが悪く仕事にいきたくない」という場合があったとしたら、一日の勤務時間で上司と直接接触する時間を割り算してみましょう。上司と直接接触する時間がたとえば合計30分程度だとして、一日の勤務時間が８時間であるとすると、そのストレスフルな時間は、たったの６％程度にすぎないことがわかるのです。

　このように、具体的に数字を出してみることも、ドパミンとセロトニンが出にくくなることから脱するのに役立つ可能性があります。

　また、好きな音楽を聴いてワクワクしているときは、脳内でドパミンが分泌されることがわかっています。つまり、落ち込んでいるとき、イラッときたときなど、ネガティブな感情があるときには、その場ですぐに「好きな音楽を聴く」ことが、即効的にドパミンの分泌を促し、脳機能の不具合を整えてくれるというわけです。

　音楽は、いわば脳機能を簡単に整えてくれる「頓服薬《とんぷくやく》」です。好きな音楽を３曲程度選んでおき、いつでもイヤホンで聴けるようにしておくとよいでしょう。折り合いの悪い上司と接触する機会がある場合でも、その前後にこの「ドパミン頓服薬」を使ってみてはいかがでしょう。

ウォーキング、呼吸法なども有効

セロトニン博士として著名な有田秀穂先生らの研究により「身体にとってリズミカルな運動」をするとセロトニンが活性化することがわかったということはすでにお話ししましたね。リズミカルな運動には、ウォーキングのみならず、呼吸や咀嚼《そしゃく》も含みます。

ウォーキングするときは、できるだけ頭の中をからっぽにしてテンポよく歩き、10〜15分したら脳内のセロトニンが増えていることをイメージします。実際、うつむかず、100メートルくらい先を見ながら、やや早足で、風景を感じながらリズミカルに黙々と歩いていると、15分も経てば、たいてい爽快な気分になります。

深呼吸は、肺の下にある横隔膜《おうかくまく》という筋肉のリズム運動とも言えます。一定時間繰り返せば、ウォーキングと同様にセロトニンが活性化すると考えてください。いわば「心のこれだけ体操」です。私は、次のような方法で行っています。

①背すじを伸ばして肩の力を抜き、目を閉じる。ゆっくり4つ数えながら、鼻から息を吸っておなかと肺を膨らませる。

②ゆっくりと８つ数えながら、少し口をすぼめて息を吐き切る。

ただ、吸うときよりも吐くほうを強く意識し時間も長くすれば、秒数は厳密でなくてもOKです。飽きずに長い時間続けることは容易ではありませんが、まずはイライラしたときに1分程度から始めてみましょう。穏やかな気持ちで呼吸だけに集中する時間を、健康への投資だと思って作ってみることをお勧めします。

一方、脳内のセロトニンは、呼吸法をスタートしてから5分後くらいで活性化し、十分な活性を得るには15分ほどかかるそうです。きっと飽きてしまって長続きしませんので、このときも音楽を利用することをお勧めしています。私は、時間がないときは、５分程度の曲としてバッハの『G線上のアリア』を、時間に余裕があるときは、個人的な思い入れもあるラヴェルの『ボレロ』を使います。『ボレロ』はちょうど15分くらいだからです。

なお、音楽はあくまでもＢＧＭです。息を「吐く」ほうを意識して長くすることだけを守り、適当に音楽を利用する感じです。呼吸と音楽のタイミングがズレても構いません。意識は常に「呼吸しているという行為」に置くようにしましょう。この発展形が、最近話題のマインドフルネス、あるいは瞑想（真の心のエクササイズ）と言えるかもしれません。

また、忘れてはならないのが「咀嚼」という行為です。つまり、食べ物をよく噛んでしっかり味わうという健康行動です。

三食のうち一食くらいは、口に入れる前から食材一つひとつに思いを馳《は》せ、一回一回噛んでいる行為を感じながら、ゆっくり味わうといった食事をしてみたらいかがでしょう。時がゆっくり流れ、結果的にセロトニンも活性化するでしょう。

もう一つ加えておきたいのが「会話」の重要性です。

他人と親しく情報や感情を共有しつつ自己を開示する会話を行うと、前述した脳内のドパミンシステムの活動が高まることがわかっています。共感を持った態度で誰かに話を聞いてもらうと、出にくくなっていたドパミンが適度に分泌されるのです。つまり、素直に愚痴を言い合える仲間や家族がいることが大切です。

この傾聴の姿勢をもって相手の話を聞くことを「アクティブリスニング」と言います。簡単ではありませんが、あなたのほうから周囲のストレスを抱えている人に対し、アクティブリスニングを心がけることも大切なことではないでしょうか。

欧米では盛んな認知行動療法

認知行動療法は、主に精神科医や臨床心理士が行う精神療法の一種で、近年、うつ病や不安障害の治療に積極的に取り入れられています。欧米では非特異的腰痛をはじめとする慢性の痛みの治療に有効であるということが科学的に証明され、日本の腰痛診療ガイドラインでも強く推奨されるべき治療として紹介されています。

『NHKスペシャル』では、重症の腰痛患者さんに認知行動療法を行い、劇的に改善させている病院があるとして、シドニー大学（オーストラリア）の痛み管理研究所を取材していました。薬や手術など、あらゆる治療を行っても効果がない腰痛患者さんが最後の救いを求めてやってくるのですが、ここで行う3週間の治療プログラムが認知行動療法でした。

主な目的は前半で繰り返し述べた腰痛に対する不安と恐怖を取り除くことです。番組では、9ヵ月以上にわたって激しい痛みに襲われ、歩くこともできないという女性が、泣きながら医師に「一生、痛みと闘い続けるなんてとても無理だ」と訴えていました。これに対して医師は、この女性の心の奥底には「将来への不安」があると考え、「今の自分に目を向ける」ように徐々に促《うなが》していきました。

心理療法と並行して行われた運動療法は、「これだけ体操」が曝露療法になると紹介したのと同様、単に体を鍛えるのが目的ではなく、「動いてもたいして痛くはない」と、痛みに対する不安と恐怖を解消することが狙いです。

3週間後、この女性がスキップを踏むように軽快に笑顔で歩くことができるようになったシーンはとても印象的でした。

このように、認知行動療法はとても有用な治療手段ではありますが、残念ながら、日本で痛みの認知行動療法を取り入れている施設はごくごく限られています。技術も手間も必要であり、痛みの治療としては保険診療として認められていないことが大きな障壁となっています。私自身も、十分な時間が取れないため、認知行動療法のプログラムは行っていません。

現在、日本では、慢性の痛みに対する認知行動療法の効果を明らかにし、導入と定着を目指すための取り組みが、公的な研究グループにより始まったばかりの段階です。

認知行動療法の詳細をきちんと説明しようとしますと、一冊の本になるくらいのボリュームになってしまいますので、ここでは入門的なお話だけにとどめておきます。

それでは具体例を基に、認知行動療法をイメージしていただきましょう。ここで紹介する内容は、私の認知行動療法や痛みに関わる精神医学の師匠であり、『NHKスペシャル』にも一緒に出演した良き友人でもある東大病院麻酔科・痛みセンター所属の笠原諭《さとし》先生から教えていただいたことです。

「会合で会った人が挨拶もしないし、視線を合わせようともしない」という場面を想定してください

例1　自動思考：「あの人を何か怒らせるようなことをしたんだろうか」

気分　怒り　悲しみ　不安　気遣い

例2　自動思考：「誰も私のことなんか気にかけてくれないんだ」

気分　怒り　悲しみ　不安　気遣い

例3　自動思考：「挨拶くらいしてくれてもよいのに、ひどい人だ」

気分　怒り　悲しみ　不安　気遣い

例4　自動思考：「ずいぶん忙しそうだ、大丈夫かな」

気分　怒り　悲しみ　不安　気遣い

『こころが晴れるノート――うつと不安の認知療法自習帳』（大野裕／創元社）より、一部改変

否定的な認知➡「くせ」　これが積み重なると……　➡　心身の不調

まず、認知療法からです。認知療法は、「人の感情は、その人の出来事に対する理解の仕方によって影響を受ける」という仮説に基づいて行われます。「人の感じ方を決定するのは、出来事（状況）そのものではなく、状況に対する解釈の仕方である」と考えます。

これを非常にわかりやすく示しているのが、日本の本分野における第一人者である、慶應義塾大学元教授の大野裕先生の著書『こころが晴れるノート――うつと不安の認知療法自習帳』（創元社）を参考に作成した上の図です。試し

に、あなたもこの場面を想像してみてください。
「相手が視線を合わせようともしない」というある出来事（状況）においても、そのとらえ方次第で、「例1→不安」「例2→悲しみ」「例3→怒り」「例4→気づかい」というように、人に抱く感情は変わりうることがおわかりいただけるでしょうか。同じ状況に遭遇しても、人によって、不安を感じやすいタイプ、怒りを感じやすいタイプなど個人差があり、それは人それぞれに抱きやすい自動思考のパターン（癖）があります。

このシチュエーション例により、「もののとらえ方というのは一つではない」ということが理解できましたか？ 意図的にでも認知（思考）を否定的なパターンから肯定的なものに変換することで、感情をコントロールできることを示しています。図の例では、「気づかいの思考」に変換することが心身の不調の予防につながるわけです。

そして私は、次のように解釈することをお勧めしています。

「不安、悲しみ、怒りの感情を抱く癖が続くと、心身の不調をもたらしFSS（88ページ参照）になって損をする！ 特に、怒りの感情を抱く癖は、寿命にも影響しホントに損！ 嫌な上司に無視されれば、それはイラッときて怒りの感情が沸々と湧いてくるのはごく自然なことだけれども、それでも、自分の健康のために、『きっと○○さん、周囲に気づかないくらい忙しく、悩みもあって大変なんだろうなぁ』と、気づかいの気持ちへすぐに変換したほうが結局はお得！」

さて、行動療法についてです。今度は嫌な上司ではなく、無愛想で挨拶がきちんとできない新人が、朝、部屋に入ってきたシーンを思い浮かべてみてください。松平は叱ります。「先輩に対し、先に『おはようございます！』くらいちゃんと言え！　社会生活の基本だ！」と注意したくなるのはごもっともですが、それではなかなか心を閉ざしている新人君の行動を変えることはできません。かえって、腰痛恐怖症ならぬ松平恐怖症になって、松平を避けるようになります。

そのうち、以前ぎっくり腰のきっかけとなった重い荷物を見ただけで緊張し筋肉が硬直して腰に痛みを感じるがごとく、松平を遠くで見かけるだけで、緊張し動悸がするといったことまで招くかもしれません。

それでは、どうするのがよいと思いますか？　その答えですが、まず自ら先に「おはよう！」と目を見て声をかけます。これを先制刺激と言います。新人君は、ボソッと「おはようっす……」と返したとします。それに対し、満面の笑みをプレゼントします。これを後続刺激と言います。この作戦を取れば、松平恐怖症になることなく、次回からは新人君から先に「おはようございます」と挨拶されること請け合いです。これが行動変容を誘導するコツなのです。

腰痛持ちの方が自分の腰を大事に、そして過保護にすることが逆効果なことは十分お話ししてきました。恐怖回避思考について復習してみてください（59ページ参照）。また、ご家族や周囲の人が、「あなたは腰が悪いから」といろいろなことを代わりにやってくれてしまう過保護的な状況は、目標指向行動（目的や目標を持って行動すること）を妨げ、かつ運動不足にもなり、脳機能と腰、両方の不具合を助長してしまいます。まずは、ご自身に過保護的な要素がないか振り返ることが大切です。

そして、「名医を探し求め、医師に依存する受け身の態度でいるよりも、自らが自主的に行動を起こし、体操や運動を少しずつでも行い、趣味や仕事を継続あるいは再開するほうが、腰痛の治療・予防として絶対的に望ましい」ということが世界的に認められるようになったことを、ぜひ知っておいてください。必要以上に腰痛に注意を向けることなく、「宣告された画像診断による病名」に執着しすぎず、一日1回鏡を見て、「腰痛は怖くない！」（『ＮＨＫスペシャル　腰痛・治療革命』のキャッチフレーズ）と自らの身体と脳に語りかけることが、従来型の治療以上に有効とされている認知行動療法の第一歩なのです。

腰痛のため避けてきた行動と向き合い、少しずつトライし、できたことに対し自分を褒めてみることを始めてみませんか。ただし、その際、「100点を求めない」「頑張りすぎない」ことが重要です。完治や最高の状態を追い求める考え方はお勧めできません。70点くらいを目指し、それを維持するくらいの姿勢がちょうどいいのです。

皆さんが、不安や恐怖から避けてきた行動を一つひとつデリート（消去）し、ACE（121ページ参照）をねらって健康的な行動を少しずつ増やしていくことを願っています。

睡眠の大切さ

痛みの改善には睡眠も重要です。睡眠不足は、痛覚過敏を招く可能性が指摘されており、神経痛を患っている患者さんの6割は睡眠障害があるとも報告されています。

一方、睡眠は、体だけでなく脳の疲労回復にも欠かせないものです。つらいことや嫌なことがあっても、寝たら元気になって、「くよくよするのがバカらしくなった」という経験はありませんか？　睡眠不足で頭がぼーっとして、仕事の能率がなかなか上がらないとき、思い切って寝たら頭がすっきりして、そのほうがうまくいったという話もよく聞きます。

若い頃の試験の前の勉強を思い出してください。眠さに耐えながら英単語を暗記したりしましたよね。しかし、短時間でもいいので思い切って寝てしまったほうが効率的だったりします。

医学的にも、睡眠が脳の機能に重要な働きを及ぼしていることが明らかです。有名なのが、下垂体から分泌される成長ホルモンで、入眠してから睡眠中2～3時間の間隔で訪れる深いノンレム睡眠時に分泌されます。このため、子どもの成長にはもちろんのこと、傷の治癒、お肌の新陳代謝には、睡眠が不可欠だとされています。

睡眠が不足すると、生命にとって大切な免疫力や自然治癒力などに悪影響が及びます。また、短時間睡眠は、高血圧になってしまう危険因子でもありますし、睡眠時間と睡眠の質は糖尿病のコントロールにとって重要であり、さらには睡眠障害が脳卒中の発症に強く影響するといった質の高い研究報告もあります。

前述したレイニーブレイン（悲観脳状態）とも言える脳内のドパミンシステムの不具合とセロトニン不足は、慢性の痛み、うつ、睡眠障害を同時にもたらしてしまう可能性があります。事実、うつ病では、そのおよそ9割に不眠症状などの睡眠障害が見られることがわかっており、うつ病の診断基準の項目としても挙げられています。

うつ病の代表的な症状としては、心も体も疲れやすい、意欲が低下するなどが挙げられますが、こうした心や体のエネルギー不足の際には「眠ること」が〝ガソリン〟として非常に重要となります。一方、疲れていれば、よい眠りがとれそうに思いますが、現実はそうもいかないようです。

快眠に向けた私の10策

それでは、快適な睡眠をゲットするにはどうすればよいのでしょうか？

私自身、多くのプレッシャーやストレスに晒されていたためか、睡眠障害に悩まされていましたが、「これはいけない！」と思い、ちょっとした工夫により、最近は目標としていた一日7時間の睡眠を確保できる日が少しずつ増えてきました。僭越《せんえつ》ながら、私の快眠に向けた10策を紹介させていただきます。できそうなことから取り入れてみてください。

①二度寝してもよいので起床時間は一定化させ、起きたら朝日をしっかり浴びる

体内時計の安定と睡眠の質を高めるメラトニンの元になるセロトニンの分泌を促します。

②朝食にバナナジュースを飲む

バナナには、セロトニンを作る3つの栄養素（トリプトファン、ビタミンB6、炭水化

物）がすべてそろっているからです。私は青汁入りを飲んでいます。

③頭がクリアでなくなったとき、仮眠を取るなら15時前に20分間

体温が上がり体の細胞が活発化している15時以降、特に19〜21時にウトウトするのは、就寝後の睡眠の質を悪くするので厳禁です！

④帰宅時間を利用して、最低20分の早歩きセロトニンウォーキング

⑤帰宅直後に、40度くらいのちょっとぬるめの湯に10分間つかる

19〜21時の時間帯の適度な運動＋入浴で皮膚温を上げて体の熱をしっかり放出しておけば、快眠に不可欠な深部体温を速やかに下げることができます！

⑥夕食は、ゆったりとセロトニン咀嚼

血糖値を急に上げて、血管の内皮を傷つけないため、そして脳を活発化させないため、野菜やキノコといった繊維類からゆっくりしっかり嚙んで食べましょう。

⑦食後は、ノンカフェインのハーブティーでリラックス

就寝前のカフェインは快眠に厳禁！　ハーブティーを飲みながら、照明を暖色系のオレンジに切り替え、酢酸リナリルという成分入りのラベンダーのアロマを使うと、さらにセロトニン分泌がアップします。

⑧ゆったりとしたパジャマに着替え、寝る前の簡単ストレッチ

左右交互に1分間、ハムストリングストレッチ（125ページ参照）を行った後、あお向けになり、同じ側の手は上へ、足は下へ向かって、体幹から手足を引き離すイメージで息を吐きながら全身をしっかり伸ばします（次ページ参照）。ほどよく体を疲れさせ、眠気を誘うことに役立ちます。

⑨ウトウトしてきたら布団に入る

起床時間は一定にすべきですが、就寝時間にこだわりすぎる必要はありません。

⑩布団に入ったら寝るだけ。他のことはしない

寝室は「寝るだけの場所」だと決めてください。スマホを持ち込んではいけません。睡眠モードに入っていた脳が、無駄に活発化してしまいます。睡眠時間を確保しやすい寝具の色ベスト3は、青、黄、緑で、ワーストは紫色の寝具だそうです。快適な睡眠環境を研究している16号整形外科（神奈川県相模原市）院長の山田朱織《しゅおり》先生によると、寝返りが打ちやすいフラットな枕がよいとのことです。

睡眠中の激しいイビキや呼吸停止があるようなら、高血圧、糖尿病、脳卒中などのリスクとなる睡眠時無呼吸症候群が疑われますので、早めに専門医を受診してください。

寝る前の簡単ストレッチ

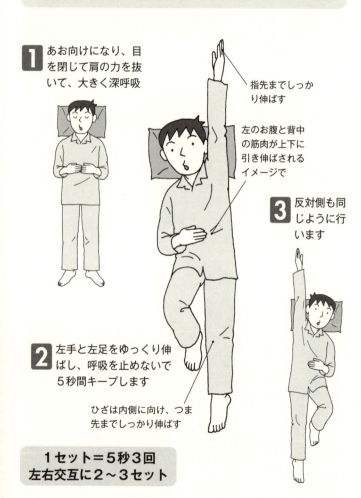

1 あお向けになり、目を閉じて肩の力を抜いて、大きく深呼吸

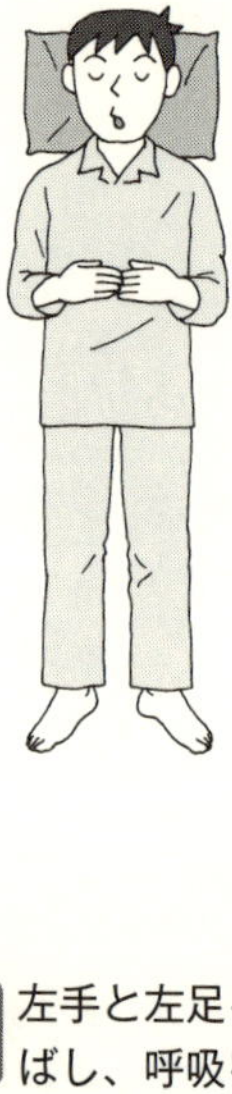

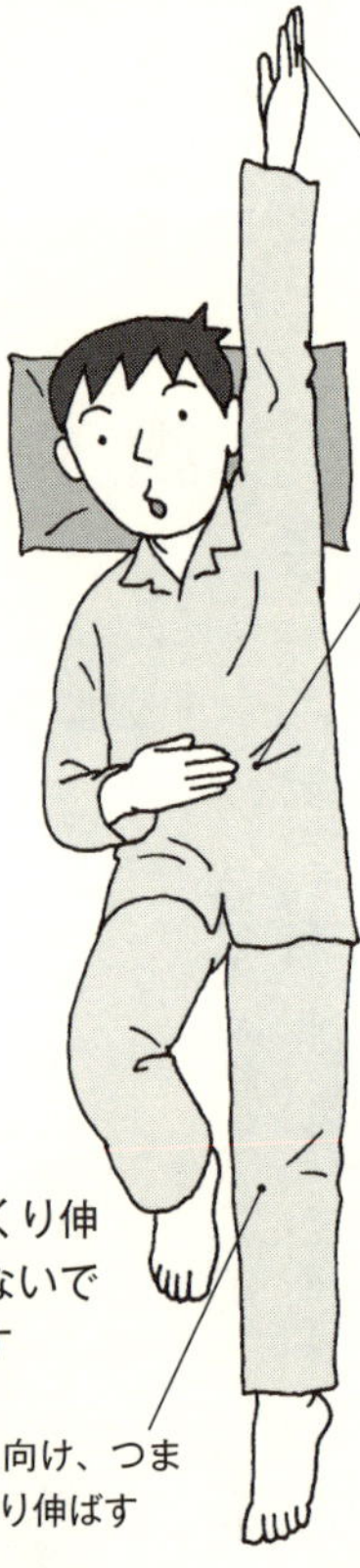

指先までしっかり伸ばす
左のお腹と背中の筋肉が上下に引き伸ばされるイメージで
ひざは内側に向け、つま先までしっかり伸ばす

2 左手と左足をゆっくり伸ばし、呼吸を止めないで5秒間キープします

3 反対側も同じように行います

1セット＝5秒3回
左右交互に2～3セット

第5章　特異的腰痛への対処法

これまでの章では、腰痛の多くを占めるとされる非特異的腰痛の対策を中心にお話をしてきました。この第5章では、病院での診察や検査で、痛みの原因が明確に特定されうる「特異的腰痛」と呼ばれる代表的な病気について説明をしていきます。

坐骨神経痛をともなう「腰椎椎間板《ようついついかんばん》ヘルニア」や「腰部脊柱管狭窄症《ようぶせきちゅうかんきょうさくしょう》」などは、特異的腰痛の代表と言えます。皆さんにとっても身近な病気と言えるのではないでしょうか。これらは、「手術をしなければ治らないのだろうか」と心配する方が少なくないようです。

いずれにしても、まずは特異的腰痛である可能性が高いかどうかを判断することが重要です。次のページのチェックリストを参考にしてください。特に、重篤《じゅうとく》な病気が原因の腰痛を、「きっと筋肉痛だ」などと放っておくと命取りになることもありますので注意が必要です。

それでは、チェックリストをご覧いただいた後に、それぞれの特異的腰痛について順を追って解説していきます。

特異的腰痛の見極めチェックリスト

病気やケガが原因の腰痛
□ ①転倒や尻もちをついたあとなどに痛み出し、日常生活に支障が出る ⇒骨折の可能性
□ ② 65歳以上（特に女性）で、朝、布団から起き上がる際、背中や腰に痛みが出た ⇒骨粗鬆症による骨折の可能性
□ ③横になってもうずくことがある。鎮痛剤をしばらく使っても頑固な痛みが改善されない ⇒重い病気の可能性
□ ④痛みやしびれがお尻からひざ下まで広がる ⇒腰部脊柱管狭窄症や椎間板ヘルニアの可能性
□ ⑤肛門、性器周辺が熱くなる、しびれる。尿が出にくい、尿漏れがある ⇒重症の腰部脊柱管狭窄症や椎間板ヘルニアの可能性
□ ⑥つま先歩き、かかと歩きが難しく、足の脱力がある ⇒重症の腰部脊柱管狭窄症や椎間板ヘルニア、脳や脊髄の病気の可能性

＊一つでも当てはまる場合は、腰痛の背後に病気がある特異的腰痛の可能性がありますので、医療機関で検査を受けてください

脆弱性骨折に要注意

①②にチェックが入った場合は、骨折の可能性がありますので画像検査をすべきです。

閉経により女性ホルモン（エストロゲン）が減少し骨の代謝に影響が及んでしまった高齢女性、また、男女を問わず膠原病《こうげんびょう》や腎臓病といったある種の病気の治療でステロイド剤を使っている患者さんでは、骨粗鬆症《こつそしょうしょう》傾向が強まりやすく、軽い転倒や、気づかないほどの外力でも容易に骨折することがあります。これを脆弱性《ぜいじゃくせい》骨折といいます。

しかし、悲観する必要はありません。近年、骨粗鬆症の治療、脆弱性骨折の予防法は確立されつつあります。

第一に、外出や運動などの活動的な生活を心がけることがなにより重要です。活動的な高齢者のほうが骨折するリスクが低く、ウォーキングや太極拳など運動の有益性が示されています。背骨の骨粗鬆症には、背筋を伸ばすエクササイズが効果的なことも証明されています。前述した「エースをねらえ！」習慣は、骨粗鬆症の予防と治療にもたいへん役立つこと請け合いです。

そして、骨粗鬆症に対しては薬による治療がたいへん有用です。代表的な薬としては、ビスフォスフォネート製剤とビタミンDがあり、骨折や転倒の予防に有益とされています。

SERM《サーム》製剤と呼ばれる、女性ホルモンに似た作用で骨折の予防に役立つ薬もあります。

すでに脆弱性骨折を起こしたことがあるといった重症の骨粗鬆症の方には、骨を速やかに強くしてくれる副甲状腺ホルモン製剤の注射薬が期間限定で使われることが増えてきました。

近年、多くの優れた骨折予防に役立つ薬が開発されていますので、主治医と相談し、きちんと骨粗鬆症に関連する検査を受けつつ、活動的な生活に加え、薬も上手に使うことをお勧めします。

なお、ちょっとした尻もちで脆弱性骨折を起こしたことがきっかけで、クッシング症候群という内因性のステロイドホルモンが増えてしまっている病気が見つかる場合もあります。まずは受診することが重要です。

重篤な病気が原因の場合

チェック表で、③にチェックが入った場合は、重篤な病気が原因の可能性があります。

第一に念頭に置きたいのが感染性脊椎炎《かんせんせいせきついえん》です。抵抗力が低下した高齢者や、糖尿病、がんをはじめとする免疫を抑制する薬を使用している方などが発症しやすく、全身のどこかで騒いでいる病原菌が血液に乗って流れ、運悪く脊椎に感染して起こります。黄色ブドウ球菌という菌が原因であることが多いのですが、脊椎カリエスとも呼ばれる結核が原因となる場合もあります。微熱だったとしても、夕方に発熱をともなう腰痛を感じた場合は特に注意が必要です。

次に念頭に置きたいのが、がんの転移を代表とする脊椎の腫瘍です。

腰の痛みとともに、理由もなく体重が減っている場合などに、がんの骨転移が発見されることがあります。がんが持病の方は要注意ですが、背骨への転移が先に見つかる場合もあります。多発性骨髄腫や悪性リンパ腫など血液のがんが原因の場合もあります。特に高齢になるほど発症しやすい多発性骨髄腫は骨が弱くなりやすく、転倒していないのに骨折してわかる場合が少なくありません。とにかく、横向きになっても疼《うず》くことがあったら、念のため早急に受診し、検査してもらうことが肝要です。

命にかかわる背中の痛み

今述べた感染性脊椎炎やがんの転移を代表とする脊椎腫瘍の場合は、安静にしていても疼くことがあるものの、背骨（脊椎）自体が侵されるため、基本的には脊椎への負荷が強まる動作や姿勢によって痛みが強まります。

一方、動作や姿勢と関係なく疼く場合は、内臓や血管系に原因があることを疑わねばなりません。

なかでも最も注意しなければならないのが、突然背中が痛み、診断が遅れると命にかかわる急性大動脈解離と呼ばれる大動脈の病気です。

心臓から拍出《はくしゅつ》された血液は、直径15〜20ミリメートルの大動脈を通って、脳や腎臓、肝臓などの重要臓器に栄養を運んでいます。この大動脈は、外膜《がいまく》、中膜《ちゅうまく》、内膜《ないまく》の3層構造となっており、十分な強さと弾力を持っていますが、なんらかの原因で内側にある内膜に裂け目ができ、その外側の中膜の中に血液が入り込み、長軸方向に大動脈が裂けてしまうのが大動脈解離です。

家族で大動脈瘤の既往《きおう》がある方、高血圧のコントロールが悪い方は要注意です。加えて、マルファン症候群という高身長で長い指が特徴の病気でも大動脈解離が発生しやすいことがわかっています。

きっかけがないのに突然、激烈な背中の痛みが発症したら、大動脈に問題が起こったことを念頭に置いて、速やかに造影剤を使ったCT検査をする必要があるのです。この病気を経験し九死に一生を得た方は、「△時□分に突然激しい痛みが始まった」とはっきり覚えていることが少なくないようです。

尿路結石、子宮内膜症、脊椎関節炎

動作や姿勢とは関係なく激しく片側の腰が疼く有名な病気があります。それが尿路結石《にょうろけっせき》です。

疝痛《せんつう》発作とも呼ばれる耐えられないほどの痛みは、石の大きさや存在する場所によっては七転八倒の苦しみをともないます。尿検査で血尿が見られれば、ほぼ診断が確定します。

また女性の場合は、生理痛や子宮内膜症にともなう腰痛で苦しむ場合があります。これらは、チェック表③のパターンですが、命にかかわる病気でないものの代表選手です。「腰痛といったら整形外科の病気、背骨の病気」といった思い込みは危険です。

また、稀な病気ではありますが、45歳より若い人が、腰痛を繰り返している場合、悪性ではありませんが、強直性《きょうちょくせい》脊椎炎や乾癬性《かんせんせい》脊椎炎を代表とする、脊椎関節炎という特異的腰痛の原因となっている病気が隠れている場合があります。

脊椎関節炎の患者さんは、前述した重い病気と同様に、安静時や夜間に痛みが出ることがありますが、活動していると改善しやすく、痛み止め（NSAIDs）がよく効いて一時的に治ってしまうので、診断が遅れてしまうことが少なくありません。

見た目はそれほど困っているようには思われないのですが、体が動きづらくなっていて、頭よりも高いところのものが取れなかったり、呼びかけられても振り向けなかったりして、「怠けている」「無愛想だ」などと誤解をされてしまうこともあります。

著しく体動が制限されてしまう強直性脊椎炎は男性に多く、乾癬性脊椎炎では文字通り乾癬という皮膚の病気にともなうもので、性差はありません。

いずれにしろ、診断するには、仙腸《せんちょう》関節という、腰骨と骨盤のつなぎ目の関節に炎症がないかどうかをMRI（STIR像）で確かめる必要があります。

坐骨神経痛の原因疾患　東西の横綱

それでは、チェック表の④⑤⑥も踏まえ、坐骨神経痛（お尻から太もも、ふくらはぎにかけての痛みやしびれ）の原因疾患としての東西両横綱である「腰椎椎間板ヘルニア」と「腰部脊柱管狭窄症」について解説していきます。

一般的によく誤解されているのが、「腰椎椎間板ヘルニアや腰部脊柱管狭窄症の主症状＝

腰痛」ということです。実はこの2つの疾患は、腰痛ではなく、「坐骨神経痛」を代表とする、お尻から足にかけての痛みやしびれが主症状なのです。つまり、「腰痛がある」というだけで「椎間板ヘルニアだ」「脊柱管狭窄症だ」と考えるのは間違いです。

まずは「坐骨神経痛」とはどういったものか、簡単に説明します。

腰椎の下あたりで脊髄から移行した神経（馬尾）から枝分かれした神経根が束になり、お尻から太ももの裏側を通って脚に延びるのが坐骨神経です。この神経は、脳からの指令を、脊髄を介して脚の筋肉へ伝えるといった役割などを担っています。この坐骨神経の始発点が腰部分の神経根や馬尾であり、坐骨神経痛を起こす代表選手が、20〜40代に起こりやすい「腰椎椎間板ヘルニア」と加齢変化が基盤となっているため高齢者に多い「腰部脊柱管狭窄症」なのです。

誤解の多い椎間板ヘルニア

「ヘルニアは手術をしないと完治しない」という思い込みは間違いで、手術が必要になるケースが多いわけではありません。

ヘルニアは、腰痛借金がたまった事故です。その本態は移動し飛び出した髄核であることは第1章で説明しましたが、ヘルニアによって起こる痛みの原因の実態は、髄核そのものによる物理的な神経の圧迫よりも、髄核が飛び出たことにより起こった炎症による場合が少なくありません。すなわち、1〜2ヵ月はつらいですが、経過によって炎症が治まれば、おおむね症状は落ち着く場合が意外と多いのです。

専門医は、初診で坐骨神経痛の程度が強い人ほど早く治りやすいと判断します。なぜなら、痛みが強いということは、一般論として、それだけ炎症の程度が激しい証拠であり、炎症さえ治まれば、つらかった症状が3ヵ月以内に落ち着いてしまう場合が少なからずあるからです。

たとえば、髄核が大きく飛び出したヘルニアでは、炎症の程度が強く、当初は非常に痛いのですが、体の免疫機構が脱出したヘルニアを異物としてとらえ、マクロファージという細胞がそのヘルニアを食べてしまい、自然になくなってしまうことが知られています。

なお、今説明した激しい痛みをともなう脱出ヘルニアは無理としても、椎間板ヘルニアの患者さんのなかでも「これだけ体操」が治療として役立つ場合があります。腰を反らしたときに、お尻から太ももへ痛みやしびれが響かなければ、試してみる価値ありです。

一方、こうしたヘルニアが画像上では見られても、自覚症状がないという方もたくさんいらっしゃいます。ヘルニアがあっても、神経に影響を及ぼすものでなければ、基本的に痛みの原因にはなりにくいからです。

このような場合は「椎間板ヘルニア」とは診断されません。ですから、画像上でヘルニアがあっても、必要以上に気にすることはないのです。

腰部脊柱管狭窄症の患者が急増中

脊柱管とは、背骨、椎間板、関節、黄色《おうしょく》靱帯などで囲まれた脊髄（馬尾）が通る「トンネル」です。歳をとると背骨が変形したり、椎間板が膨らんだり、黄色靱帯が厚くなって、このトンネルが狭くなってしまいます。これらによって神経が圧迫を受けると、脊柱管狭窄症が発症します。高齢化が進む日本では、患者が非常に増えているのが現実です。

腰部脊柱管狭窄症の典型的な症状の出方は、「立ちっぱなしでいたり歩いてしばらく経つと脚の痛みやしびれが起こる一方、腰がちょっと前かがみ姿勢になる横向きで寝ているときや、座っているとき、自転車に乗っているときには痛まない」というものです。

背筋を伸ばした姿勢のときには黄色靱帯の厚みが増えるなどして腰の神経がより圧迫されるのに対し、少し前かがみになると神経への圧迫が減ることがわかっており、このような姿勢による痛みの変化（痛みが姿勢によって出たり、消失したりする）が起こるのです。

脊柱管狭窄症を疑う代表的な症状に「間欠性跛行《はこう》」があります。これは歩行中に神経の症状が悪化して歩けなくなるものの、少し前かがみの姿勢で休むと痛みが消えて、再び歩き出せる状態を言います。

鑑別が必要な代表的な病気を２つ紹介します。特に、高齢で喫煙歴が長い男性では、脚の動脈硬化にともなう血管の閉塞《へいそく》によって、ふくらはぎの痛み、間欠性跛行が表れる場合があります。また、変形性股関節症によるお尻や太ももの痛みが、安易に「坐骨神経痛」とされてしまう場合もあります。あぐらをかきづらい場合は、レントゲンで股関節の変形がないかどうかの確認が必要です。

腰部脊柱管狭窄症では、腰痛自体は特別激しいわけではありませんし、また、安静にしているときにはほとんど症状はありません。しかし、脊柱管狭窄症と診断されると、「いずれ歩けなくなるのではないか」と心配する患者さんが多いようです。しかし、そのようなことは極めて稀《まれ》ですので、どうかご安心ください。肛門や性器周辺が熱くなったり、尿が出にくくなったりする場合以外は、手術がいきなり必要になるということもほとんどありません。

治療の基本はリマプロスト（オパルモン®、プロレナール®）という、神経の血流をよくする薬をはじめとする保存療法ですので、心配しすぎないようにしましょう。

また、間欠性跛行をともなう坐骨神経痛が出たら、2週間程度は、家にいる時間にできるだけ寝転がって、これから紹介する、イスに両足を載せての「足上げリラックスタイム」をとってみてください。神経根への圧迫を減らし、症状を改善することに役立ちます。夜寝るときは、クッションや座布団でひざから下の部分を高くするのがお勧めです。もし外出先で痛くなったら、恥ずかしがらず、ベンチなどに腰かけ、少し前かがみ姿勢をとって深呼吸を10回程度するとよいでしょう。

坐骨神経痛が落ち着いた後は、126ページで紹介した「ACE」の「C（コアマッスル）」習慣をつけることが再発予防につながります。また、スポーツジムなどにある運動器具の自転車エルゴメーターは、運動時にやや前かがみの姿勢となるため、腰の神経への負担を減らしながら有酸素運動ができるため、腰部脊柱管狭窄症の坐骨神経痛にうってつけの運動と言えるでしょう。

ただし、腰をしっかりと反らす「これだけ体操」は、理論的には不向きな体操ですので、試したい場合は、やり方も含め、医師やリハビリの先生に相談してください。

脊柱管狭窄症による坐骨神経痛をやわらげる

足上げリラックスタイム

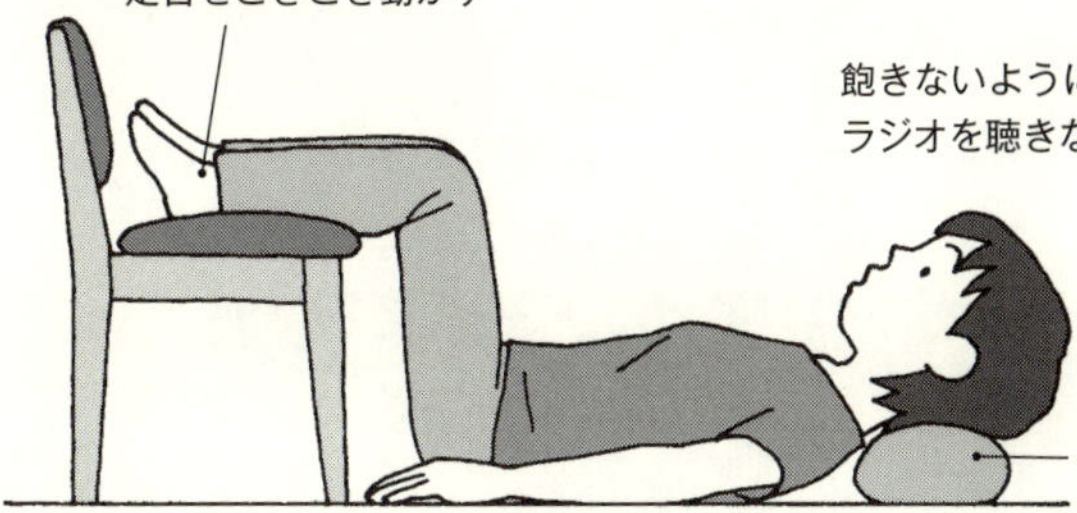
足首をときどき動かす
飽きないように音楽や
ラジオを聴きながら
高めの枕
を使用

1 あお向けになってイスに両足を載せて、30分間リラックス

⬇

飽きたら時どき

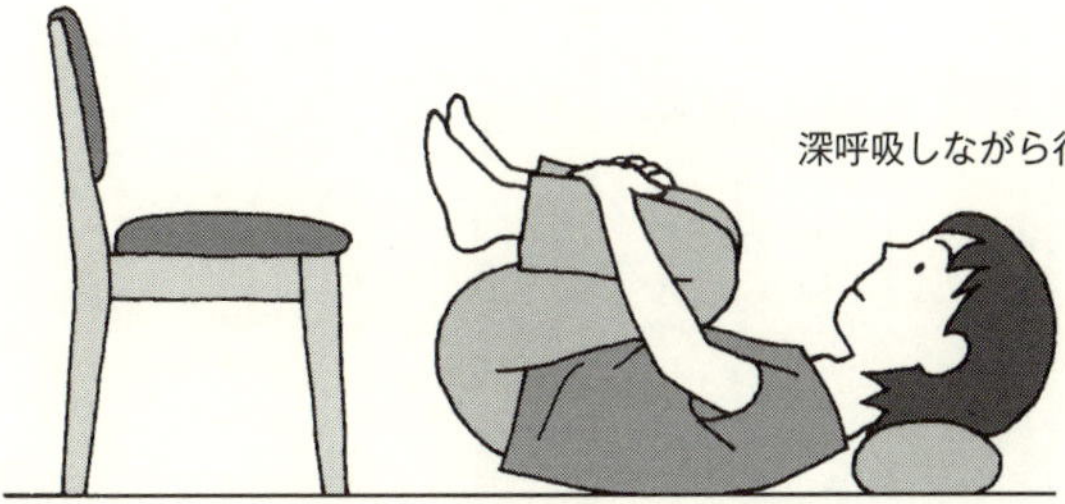

2 ひざを両手で抱え、リラックス。その姿勢を10～30秒間キープ

1セット30分 ×一日2セット

●2週間程度はこの足上げリラックスタイムを作りましょう

あとがき

腰痛は、生活に支障を及ぼす、あるいは労働損失をもたらす症状として、日本のみならず世界的にも、さまざまな統計において昔も今もトップにランキングされています。つまり、世の中の腰痛対策が奏功しきれていないと解釈できるのではないでしょうか。経済対策が的を射ていれば、景気はよくなり株価も上がるでしょう。腰痛対策も的を射ていれば、腰痛で悩む人は減っていなければなりません。しかし、現実はそうはなっていません。

その理由は、ステレオタイプで「木を見て森を見ず」的な考えが根底にあるからと考えています。医療者も患者さん側も、画像検査による「腰」の所見に執着するあまり、人間にとって最も大切な「健康的で活動的な生活を送る」という視点が隅《すみ》に追いやられがちになっていないでしょうか……。

私も以前はそうでした。慢性の非特異的腰痛の患者さんに対し、画像所見を偏重した説明をし、さまざまな薬やブロック治療はもとより、最終兵器として手術も駆使して〝一生懸命〟治療をしていました。「腰痛によさそうだ」という治療には、なるべく先入観は持たずに接するようにしましたし、その過程で、臨床上の疑問を解消したいがために研究業にも本格的に手をつけるに至りました。なぜなら、非特異的腰痛は、追究すればするほど実態がよくわからなくなり、「患者さんが満足する治療を提供している」という実感が得られなかったからです。

さらに、私が熱心に患者さんに向き合って治療をすればするほど、大してよくしてあげられないのに、患者さんが私に強く依存してしまうというジレンマにも陥りました。やがて、腰痛を改善するどころか、患者さんの腰に対する過保護を強め、「腰痛持ち」から卒業できない方向へ導いてしまっていたことに気づいたのです。

本書を読まれた方には、「腰痛持ち」の人が自分の腰を大事にしすぎるのは逆効果であることをご理解いただけたかと思います。また、ご家族や周囲の人が、「あなたは腰が悪いから」と代わりにいろいろなことをやってしまっては、本人が目的や目標を持って行動することを妨げ、かつ運動不足にもなり、脳機能と腰、両方の不具合を助長してしまいます。ご自身に過保護的な要素がないか、ぜひ振り返ってみてください。

現在、私は「腰痛持ち」の方々に、医師に依存せず、多少腰痛があっても自らが活動的な健康行動（歩く、外出する、趣味を楽しむ、運動をする、通常通りに仕事をする）を少しずつ増やしていただくことを治療方針の第一としています。そのために、恐怖回避思考の〝ウイルス感染〟が長引いている患者さんに対しては、常用しているコルセットや、頭にこびりついている画像診断から卒業するよう勧めることもあります。

完治を追い求める思考や態度も改めましょう。70点くらいを目指し、それを維持するくらいがちょうどいいのです。一気に頑張りすぎるのはＮＧです。「ほどよく」「こまめに」「徐々に」をぜひ心がけてください。

皆さん、正しいフォームで「これだけ体操」を、ほどよく、こまめに生活に取り入れることから始めてみてください。少なくとも80％の方々には、健康行動につながる武器になると考えています。そして、徐々に「ＡＣＥ（エース）」をねらう運動習慣や「美ポジ」が身についていけば、「腰痛借金」はたまらず、「健康寿命」が延伸することでしょう。

本書が、腰痛に対するステレオタイプの考え方から脱却し「森を見る」きっかけになったなら幸いです。最後までおつき合いいただき、本当にありがとうございました。

２０１６年７月

松平　浩

参考文献

Koes BW, et al. Eur Spine J 19: 2075-94, 2010
Fujii T, Matsudaira K. Eur Spine J 22: 432-8, 2013
Tsuji T, et al. IASP World Congress on Pain, 2016 (in press)
Steffens D, et al. JAMA Intern Med 176:199-208, 2016
Hurley DA, et al. Pain 156: 131-47, 2015
Seminowicz DA, et al. J Neurosci 31: 7540-50, 2011
Deyo RA, et al. JAMA 268: 760-5, 1992
Deyo RA, Weinstein JN. N Engl J Med 344: 363-370, 2001
Boden SD, et al. J Bone Joint Surg Am 72 :403-8, 1990
『腰痛診療ガイドライン2012』（日本整形外科学会／日本腰痛学会・監／南江堂／2012）
Malmivaara A, et al. N Engl J Med 332: 351-5, 1995
Matsudaira K, et al. Ind Health 49: 203-8, 2011
Buchbinder R, et al. Spine 26: 2535-42, 2001
Buchbinder R, et al. BMJ 322: 1516-20, 2001
Rostami M, et al. PM R 6: 302-8, 2014
松平浩，岡敬之．NSAIDs.『最新醫學別冊114慢性疼痛疾患』（最新医学社／田口敏彦・企画／2016）
Enthoven WT, et al. Cochrane Database Syst Rev. 2016 Feb 10;2: CD012087
Moore RA, et al. Cochrane Database Syst Rev. 2015 Oct 5;10: CD010902
松原貴子『ペインクリニック』35:1655-61, 2014
Leeuw M, et al. J Behav Med 30: 77-94, 2007
Wertli MM, et al. Spine J 14: 816-36, 2014
Matsudaira K, et al. PLos One 9: e93924, 2014
Matsudaira K, et al. Ind Health 53: 368-77, 2015
Katsuhira J, et al. Spine 38: E832-9, 2013
Apkarian AV. CRC Press/Taylor & Francis; 2010. Chapter 15. 2188-2455
Baliki MN, et al. Nature Neurosci 15: 1117-9, 2012
『新しい腰痛対策Q&A21 非特異的腰痛のニューコンセプトと職域での予防法』（松平浩／産業医学振興財団／2012）
Stagg NJ, et al. Anesthesiology 114: 940-8, 2011
Finan PH, Smith MT. Sleep Medicine Reviews 17: 173-83, 2013
Wood PB. Pain 120: 230-4, 2006
Leknes S, Tracey I. Nat Rev Neurosci 9: 314-20, 2008
Kimura M, et al. Neurosci Lett 529: 70-4, 2015
Peters CM, et al. Anesthesiology 122: 895-901, 2015
Leventhal L, et al. J Phamacol Exp Ther 320: 1178-85, 2007
Imbe H, et al. Pain 112: 361-71, 2004
『脳科学は人格を変えられるか？』（エレーヌ・フォックス著、森内薫・訳／文藝春秋／2014）
ニューロン新生の分子基盤と精神機能への解明　http://www.brain-mind.jp/newsletter/04/story.html
Geuze E, et al. Arch Gen Psychiatry 64: 76-85, 2007
『うつは自分で治せる』（渡部芳德／主婦の友社／2007）
Vargas-Prada S, et al. PLoS One 11: e0153748, 2016
Matsudaira K, et al. Occup Environ Med 68:191-6, 2011
Sesack SR, Grace AA. Neuropsychopharmacology 35:27-47, 2010
Schwabe L, et al. J Neurosci 31:17317-25, 2011
Hill JC, et al. Arthritis Rheum 59: 632-41, 2008
松平浩，ほか．日本運動器疼痛学会誌 5: 11-19, 2013
Henningsen P, et al. Lancet 369: 946-55, 2007

Wood PB, et al. Eur J Neurosci 25: 3576-82, 2007
Wood PB, et al. J Pain 10: 609-18, 2009
Gierk B, et al. JAMA Intern Med 174: 399-407, 2014
松平浩，ほか．心身医学 56，2016 (in press)
『腰痛は脳で治す！ 3秒これだけ体操』（松平浩／世界文化社／2016）
『NHKまる得マガジン 腰痛はもう怖くない 3秒からはじめる腰痛体操（講師 松平浩）』（NHK出版／2016）
Wilke HJ, et al. Spine 24: 755-62, 1999
McKenzie R, May S. The Lumbar Spine: Mechanical Diagnosis and Therapy. 2ndEd, Spinal Publications New Zealand.Waikanae. 2003. pp149-66
Kumamoto T, et al. J Phys Ther Sci, 28 (6):1932-5, 2016
Matsudaira K, et al. J Man Manip Ther 23: 205-209, 2015
Tonosu J, et al. J Orthop Sci. 2016 Apr 1. [Epub ahead of print]
厚生労働省. 職場における腰痛発生状況の分析について. 基案労発第0206001号,2008
Hasegawa T, et al. Gait Posture 40: 670-5, 2014
Little P, et al. Br J Sports Med 42: 965-8, 2008
『英国医師会 腰痛・頚部痛ガイド』（松平浩，竹下克志・監訳／医道の日本社／2013）
Miller SL, et al. Med Sci Sports Exerc 35: 449-55, 2003
『セロトニン脳健康法』（有田秀穂、中川一郎／講談社／2009）
Fumoto M, et al. Behav Brain Res 213: 1-9, 2010
Ohmatsu S, et al. Behav Brain Res 270: 112-7, 2014
若泉謙太，ほか．日本麻酔学会，2016
Miura S, et al. J Biol Chem 278: 31385-90, 2003
Handschin C, Spiegelman BM. Nature 454: 463-9, 2008
Hambrecht R, et al. Circulation 107 3152-8, 2003
Gandhi R Clin Rheumatol 29: 1223-8, 2010
Meeda T, et al. Proc Natl Acad Sci USA 106: 13076-81, 2009
Lim G, et al. J Clin Invest 119: 295-304, 2009
Tian Y, et al. Pain 152: 1263-71,2011
Matsudaira K, et al. Spine 38: E1691-700, 2013
Goh J, et al. Am J Transl Res 6: 422-38, 2014
厚生労働省ＨＰ　http://www.mhlw.go.jp/
Erickson KI, et al. Proc Natl Acad Sci U S A 108:3017-22, 2011
健康長寿研究所．メッツ健康法.com
Studenski S, et al. JAMA 305: 50-8, 2011
『ホントの腰痛対策を知ってみませんか』（松平浩ほか／労災保険情報センター／2013）
Gidron Y, et al. Br J Health Psychol 10 :411-20, 2005
Chida Y, Steptoe A. J Am Coll Cardiol 53 :936-46, 2008
Salimpoor VN, et al. Nat Neurosci 14: 257-62, 2011
Tamir DI, Mitchell JP. Proc Natl Acad Sci USA 109: 8038-43, 2012
『こころが晴れるノート　うつと不安の認知療法自習帳』（大野裕／創元社／2003）
『しつこい痛みは「日記」で治る』（笠原諭／廣済堂出版／2014）
Schuh-Hofer S, et al. Pain 154: 1613-21, 2013
Meyer-Rosberg K, et al. Eur J Pain 5: 379-89, 2001
Gangwisch JE, et al. Hypertension. 47: 833-9, 2006
Knutson KL, et al. Arch Intern Med 166: 1768-74, 2006
Wu MP, et al. Stroke 45: 1349-54, 2014
厚生労働省．健康づくりのための睡眠指針2014
『あなたを変える睡眠力』（坪田聡／宝島社／2013）
『骨粗鬆症の予防と治療ガイドライン2015年版』（骨粗鬆症の予防と治療ガイドライン作成委員会／ライフ・サイエンス出版／2015）
Hongo M, et al. Osteoporos Int 18: 1389-95, 2007

松平 浩

東京大学医学部附属病院22世紀医療センター運動器疼痛メディカルリサーチ&マネジメント講座特任教授。福島県立医科大学医学部疼痛医学講座特任教授(兼務)。

1992年、順天堂大学医学部を卒業後、東京大学医学部整形外科教室に入局。2008年、英国サウサンプトン大学疫学リサーチセンターに留学。2009年、関東労災病院勤労者筋・骨格系疾患研究センターセンター長に就任。2016年4月より現職。『NHKスペシャル～腰痛・治療革命～』『まる得マガジン』『団塊スタイル』等のテレビ出演をはじめ、各メディアで活躍。

著書に『腰痛は脳で治す！　3秒これだけ体操』(世界文化社)、『「腰痛持ち」をやめる本』(マキノ出版)、『新しい腰痛対策Q&A21』(産業医学振興財団)、『ホントの腰痛対策を知ってみませんか』(共著／労災保険情報センター)、監訳書に『英国医師会 腰痛・頚部痛ガイド』(医道の日本社)など。

講談社+α新書　734-1 B

一回3秒 これだけ体操
腰痛《ようつう》は「動《うご》かして」治《なお》しなさい
松平《まつだいら》 浩《こう》
2016年 7 月20日第1刷発行
2023年 1 月19日第7刷発行

発行者――――鈴木章一
発行所――――株式会社 講談社
東京都文京区音羽2-12-21 〒112-8001
電話 編集(03)5395-3522
販売(03)5395-4415
業務(03)5395-3615

デザイン――――鈴木成一デザイン室
カバー&本文イラスト――松本 剛
本文イラスト――――千田和幸
カバー印刷――――共同印刷株式会社
印刷――――株式会社新藤慶昌堂
製本――――株式会社国宝社
本文データ制作――朝日メディアインターナショナル株式会社

KODANSHA

定価はカバーに表示してあります。

落丁本・乱丁本は購入書店名を明記のうえ、小社業務あてにお送りください。

送料は小社負担にてお取り替えします。

なお、この本の内容についてのお問い合わせは第一事業局企画部「＋α新書」あてにお願いいたします。

Printed in Japan
ISBN978-4-06-272949-9